Farshad Gharebakhshi
Mehdi Mirzaei
Mohsen Ghorbani

Revisão rápida de MRI

Farshad Gharebakhshi
Mehdi Mirzaei
Mohsen Ghorbani

Revisão rápida de MRI

ScienciaScripts

Imprint

Any brand names and product names mentioned in this book are subject to trademark, brand or patent protection and are trademarks or registered trademarks of their respective holders. The use of brand names, product names, common names, trade names, product descriptions etc. even without a particular marking in this work is in no way to be construed to mean that such names may be regarded as unrestricted in respect of trademark and brand protection legislation and could thus be used by anyone.

Cover image: www.ingimage.com

This book is a translation from the original published under ISBN 978-620-6-77328-3.

Publisher:
Sciencia Scripts
is a trademark of
Dodo Books Indian Ocean Ltd. and OmniScriptum S.R.L publishing group

120 High Road, East Finchley, London, N2 9ED, United Kingdom
Str. Armeneasca 28/1, office 1, Chisinau MD-2012, Republic of Moldova, Europe
Printed at: see last page
ISBN: 978-620-7-91939-0

Revisão rápida de MRI

Por

Farshad Gharebakhshi

Residente de Radiologia, Imam Hossein Hospital, Shahid Beheshti University of Medical Science, Teerão, Irão

Mehdi Mirzaei

Residente de Radiologia, Imam Hossein Hospital, Shahid Beheshti University of Medical Science, Teerão, Irão

Mohsen Ghorbani

Residente de Radiologia, Imam Hossein Hospital, Shahid Beheshti University of Medical Science, Teerão, Irão

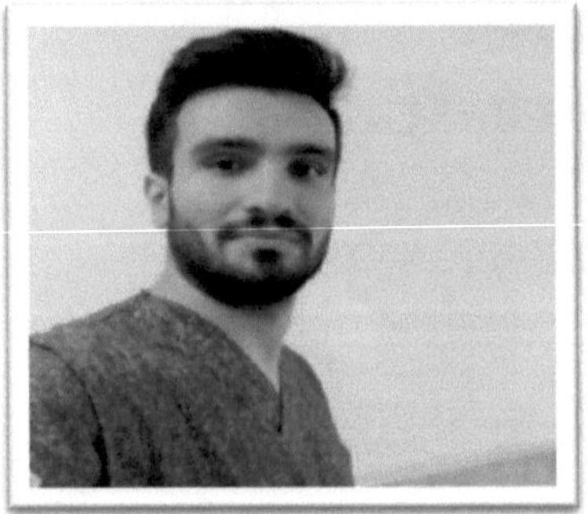

Farshad Gharebakhshi

Residente de Radiologia, Imam Hossein Hospital, Shahid Beheshti University of Medical Science, Teerão, Irão

Mehdi Mirzaei

Residente de Radiologia, Imam Hossein Hospital, Shahid Beheshti University of Medical Science, Teerão, Irão

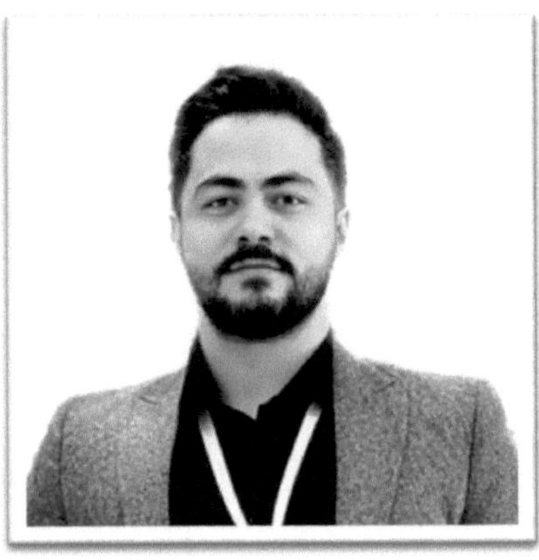

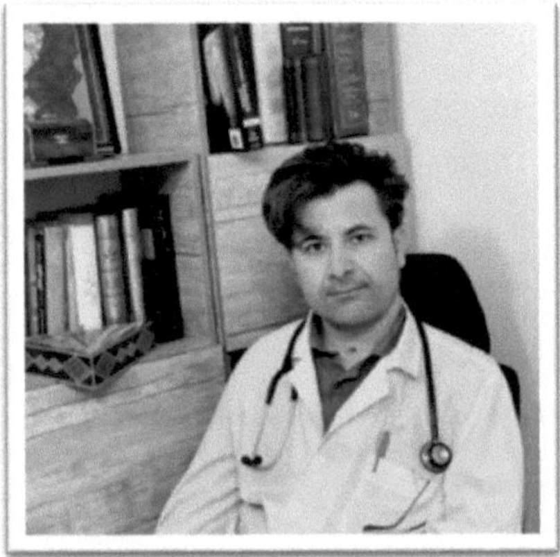

Mohsen Ghorbani

Residente de Radiologia, Imam Hossein Hospital, Shahid Beheshti University of Medical Science, Teerão, Irão

Dedicado aos Anjos Misericordiosos que:

O senhor dos mundos, que começou a guiar os seus

servos com o ensinamento da pena.

Os meus pais, cuja presença é para mim uma coroa de

honra e cujo nome é a razão da minha existência,

porque estas duas existências, depois do Senhor, foram

a fonte da minha existência, pegaram na minha mão e

ensinaram-me a caminhar neste vale cheio de altos e

baixos.

Conteúdo

Capítulo I

Física da RMN

A ressonância magnética (RM) permite aos médicos ver o interior do corpo humano com um detalhe espantoso, utilizando ímanes e ondas de rádio. O primeiro aparelho de ressonância magnética utilizado para obter imagens do corpo humano foi construído em 1977, em Nova Iorque. Desde então, a tecnologia evoluiu muito e a RM é atualmente utilizada com frequência para examinar o interior do corpo humano.

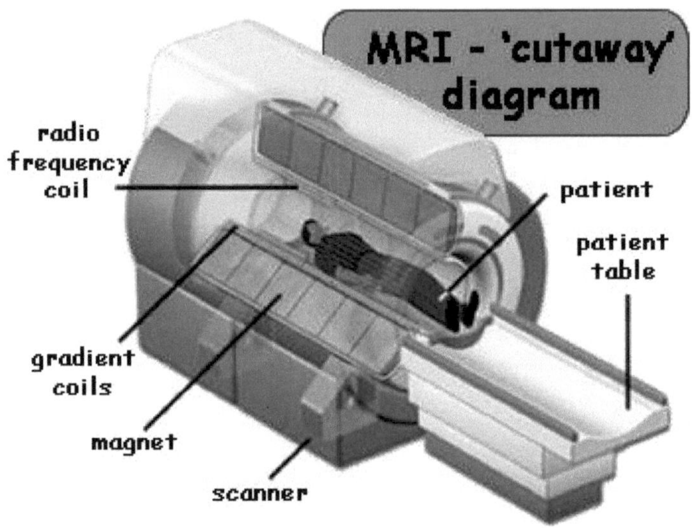

Figura 1. RESSONÂNCIA MAGNÉTICA

A vantagem dos aparelhos de ressonância magnética, ao contrário dos aparelhos de raios X ou de tomografia computorizada, é o facto de não serem emitidas radiações para o corpo, razão pela qual a utilização deste método de diagnóstico tem sido cada vez mais popular entre os especialistas. O aparelho de ressonância magnética é um grande túnel que contém ímanes potentes. Durante o exame, a pessoa deita-se dentro do túnel. Com a RM, é possível examinar quase todas as partes do corpo, incluindo o cérebro e a espinal medula, os ossos e as articulações, os seios, o coração e os vasos sanguíneos, bem como órgãos internos como o fígado, o útero ou a próstata. Os resultados de um exame de RM podem ser utilizados para ajudar a diagnosticar doenças, planear tratamentos e avaliar a eficácia de tratamentos anteriores.

Qual é a física dos ímanes das máquinas de ressonância magnética?

Na ressonância magnética, ou MRI, são utilizados ímanes supercondutores para criar imagens das estruturas internas, órgãos e tecidos de um doente. O campo magnético nesta estrutura é muito elevado. De facto, um scanner de MRI com uma potência de 1,5 Tesla tem um campo magnético que é aproximadamente 30.000 vezes maior do que o campo magnético da Terra. As ondas de rádio são utilizadas para gerar dados durante um exame de RM, e outras partes da máquina recolhem esses dados e enviam-nos para computadores. Estes dados são traduzidos em imagens pelo computador e são fornecidos ao radiologista.

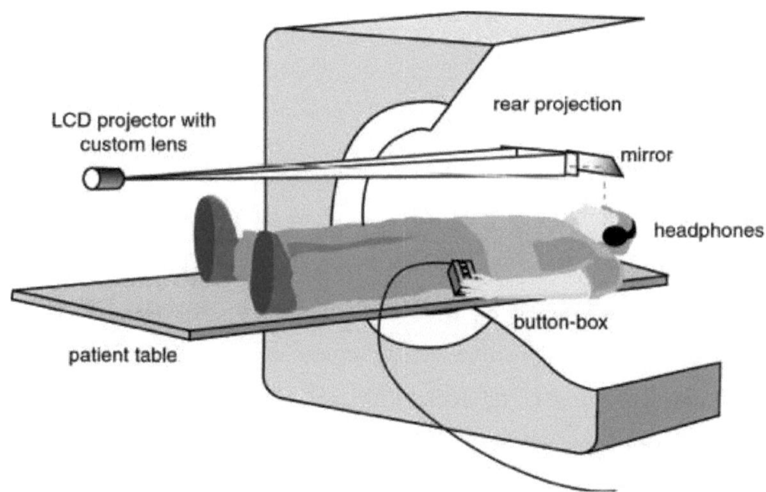

Figura 2. Física da imagiologia por ressonância magnética

Como é produzido o campo magnético na máquina de ressonância magnética?

Quando o eletrão se desloca ao longo do fio, é gerado um campo magnético à volta do fio. Quando uma corrente eléctrica flui num fio, forma-se um campo magnético sob a forma de um anel à volta do fio. Este grande campo magnético é formado perpendicularmente ao anel.

Escalonamento

A condensação ajuda a uma transferência eficiente de energia. Isto acontece, por exemplo, quando se empurra uma criança num baloiço. Num baloiço, a criança move-se para a frente e para trás com uma determinada frequência. Se aplicarmos força ao baloiço no momento certo, transferimos eficazmente a energia para o baloiço e para a criança. Se a transmissão de energia acontecer continuamente e no momento certo para o baloiço, criaremos ressonância no baloiço e isso fará com que a transferência efectiva de energia ocorra e o topo suba.

Protões de hidrogénio

É necessária uma fonte de protões de hidrogénio (protões no núcleo dos átomos de hidrogénio que estão associados às moléculas de gordura e de água) para gerar um sinal de ressonância magnética. O protão de hidrogénio tem uma carga positiva e gira em torno do seu eixo. Este protão rotativo com carga positiva actua como um pequeno íman. Por conseguinte, os protões de hidrogénio no nosso corpo actuam como muitos pequenos ímanes.

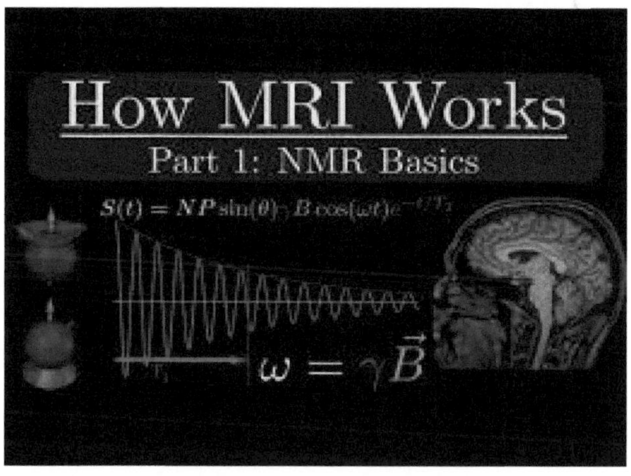

Figura 3. Física da RM

O campo magnético principal

O campo magnético principal de um sistema de RM ou de ressonância magnética é formado por uma grande corrente eléctrica que passa através de fios condutores sob a forma de laços à volta do íman do sistema de imagiologia. Um sistema de RM clínico típico tem uma força magnética de 1,5 tesla (cada tesla corresponde a 10.000 gauss). Os fios condutores são imersos em hélio líquido (a temperaturas supercondutoras), pelo que podem ser utilizadas correntes muito elevadas para produzir um campo magnético forte. Os ímanes podem ser ligados em rampa pela fonte de alimentação (para injetar corrente eléctrica na bobina) e depois a fonte de alimentação pode ser retirada do sistema.

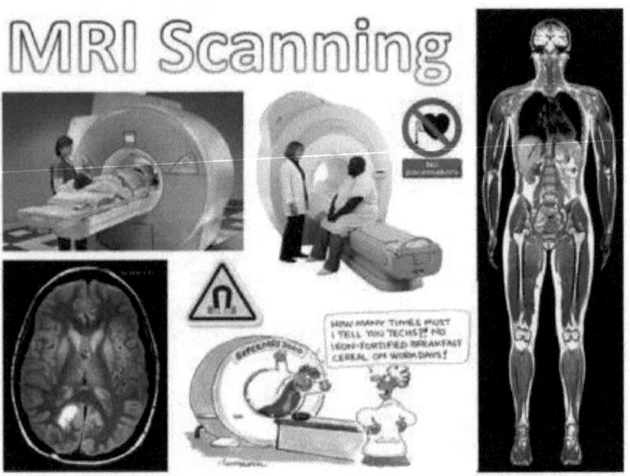

Figura 4. RM de física médica de nível A

O sistema de imagiologia pode manter esta corrente eléctrica durante anos (sem necessidade de injetar corrente eléctrica adicional) e ocorre muito pouca queda na corrente eléctrica e no campo magnético, no entanto, é necessário reabastecer o nível de hélio líquido no íman em intervalos regulares (dependendo do desenho do íman, uma vez por mês a uma vez em cada poucos anos). Juntando os componentes acima referidos, os protões com carga positiva no corpo humano que giram em torno dos seus eixos funcionam como pequenos ímanes. Estes protões têm normalmente uma orientação aleatória e, por isso, os seus campos magnéticos não se somam uns aos outros, mas anulam-se. Quando colocamos os protões do corpo num campo magnético forte, que se chama B0, alguns deles estão na direção do campo magnético e outros estão na direção oposta ao campo magnético. Neste caso, o campo magnético de muitos protões é removido, mas o campo magnético de alguns protões alinha-se com o campo magnético principal e cria uma magnetização líquida que é paralela ao campo magnético principal. Esta magnetização pura torna-se a fonte de sinal de RM e é utilizada para produzir imagens de RM.

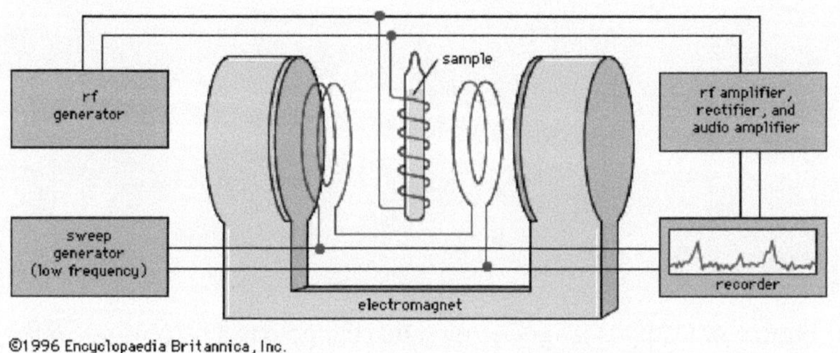

Figura 5. Ressonância magnética

Dispositivo de coordenadas

Uma vez que em todos os sistemas físicos é introduzida uma direção como direção de referência e que todos os cálculos são efectuados com base nessa direção de referência, é importante especificar a direção do sistema de coordenadas numa máquina de RM, uma vez que facilita os cálculos relacionados com esta máquina. Deste modo, a direção paralela ao campo magnético principal do dispositivo é considerada a direção longitudinal, que também pode ser designada por direção z. Para ímanes supercondutores cilíndricos com uma força de 1,5 T, a direção é horizontal. O plano perpendicular a esta direção é designado por plano transversal ou plano x-y. Para um doente que está deitado num arco aberto num íman supercondutor e a sua cabeça entra pela primeira vez no túnel do dispositivo, a direção x é frequentemente escolhida da esquerda para a direita do doente e a direção y é frequentemente escolhida da frente para trás. É interessante notar que, neste caso, o plano transversal coincide com o eixo de um íman normal com uma intensidade de 1,5 T

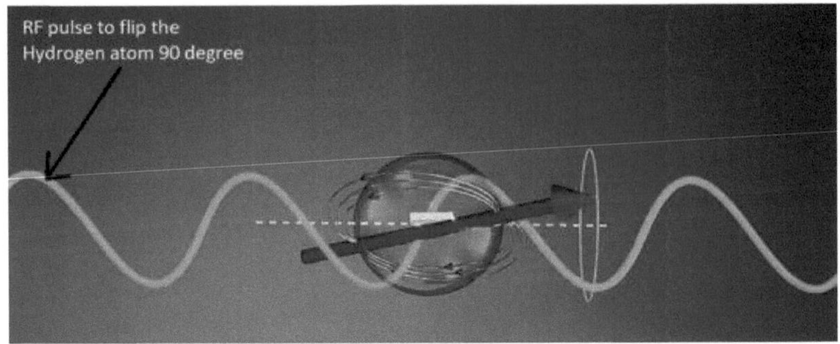

Figura 6. Campos magnéticos - Qual é a potência de pulso de RF necessária para inverter os núcleos do sentido longitudinal

Moção de consagração

Por movimento processional entende-se um movimento gradual ao longo do eixo de rotação da Terra ou de qualquer corpo em rotação que cria um cone hipotético no espaço. Consideremos um pião a girar sobre o seu eixo. A gravidade tenta puxar o topo do pião para baixo até este cair. O impacto destas duas forças faz com que o pião se desvie do seu eixo de rotação. O mesmo acontece no movimento nuclear para a frente. Há protões que estão a girar e que funcionam como pequenos ímanes. Se colocarmos estes protões rotativos num campo magnético forte, a força do campo magnético irá interagir com os protões rotativos e levar ao movimento para a frente dos protões.

A frequência do movimento de avanço, ou seja, o número de rotações do protão por segundo, é importante. De facto, tal como conhecemos a frequência do movimento do pêndulo em movimento oscilatório, também devemos conhecer o valor desta frequência. A frequência de apresentação dos protões cria uma situação em que o fenómeno de ressonância pode ser utilizado para transferir eficazmente a energia para os protões. Neste caso, a frequência de apresentação dos protões é determinada a partir da equação de Larmor, em que a frequência ff é igual ao produto de uma constante pela intensidade do campo magnético principal ou B0.

$$f0=\gamma\ B0f0=\gamma\ B0$$

A constante γ na equação acima é designada por "razão giromagnética" e o seu valor depende do tipo de núcleo. Para os protões de hidrogénio, o valor desta constante é 42,6 MHz/T 42,6 MHz/T. A força principal do campo magnético B0 depende da conceção do íman. Para um sistema supercondutor de RM típico, a intensidade do campo magnético é de cerca de 1,5 T. Consequentemente, a frequência do movimento de avanço dos protões neste campo magnético é igual a 42,6 MHz/T×1,5 T ou 64 MHz64 MHz (64 milhões por segundo).

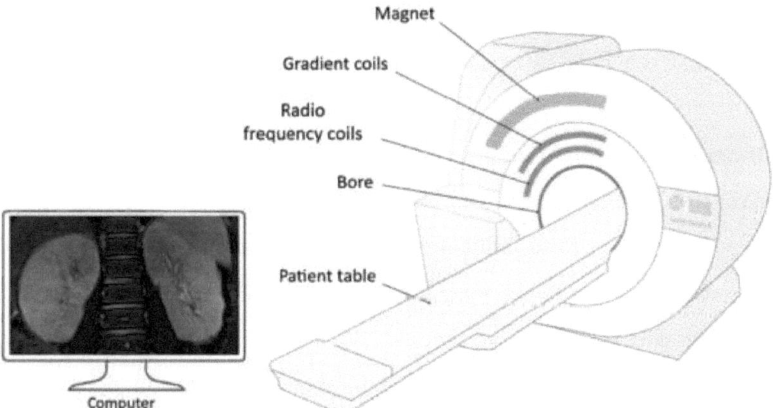

Figura 7. Física da RM, considerações sobre o hardware e passos práticos

Energia de radiofrequência

A energia de radiofrequência, ou RF, é derivada de campos magnéticos e eléctricos que mudam rapidamente e são produzidos por electrões que se movem em circuitos de fios que transportam corrente e que oscilam a frequências de rádio. O campo magnético criado pelo fluxo de electrões também muda rapidamente de direção. As estações de rádio e televisão emitem ondas com uma frequência de megahertz. Assim, a emissão de um programa em 89.9 a partir do autorrádio tem, na realidade, uma frequência de 89.9MHz. A energia de radiofrequência acima referida não é muito diferente das frequências oferecidas pelo íman de 1,5 T ou 64 MHz, razão pela qual os sistemas de RMN devem ser protegidos contra sinais de radiofrequência externos. Num sistema de RM, a energia de RF é transmitida por uma bobina de radiofrequência, por exemplo, uma bobina de corpo, uma bobina de nariz ou uma bobina de curvatura. Normalmente, a radiofrequência é transmitida durante um curto período de tempo, a que se chama um impulso de RF. O impulso de radiofrequência transmitido tem de ser igual à frequência do movimento dos protões para a frente, que é calculada através da equação de Larmor, para que ocorra ressonância e uma transferência efectiva de energia da bobina de RF para os protões.

Absorção de radiofrequência ou energia RF
Quando os protões do nosso corpo são colocados nas proximidades de um campo magnético forte, alinham-se com o campo magnético externo e, como resultado, os campos magnéticos resultantes dos protões combinam-se e criam uma magnetização líquida. Esta magnetização líquida é paralela ao campo magnético principal, que também é designado por direção longitudinal. Ao absorver energia do impulso de RF, a magnetização líquida desvia-se da direção longitudinal.

BOLD (blood oxygen-level dependent) signal

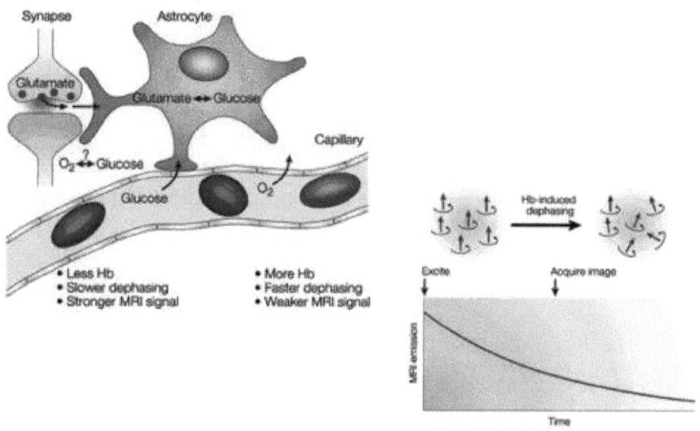

Figura 8. Física e fisiologia da fMRI

A quantidade deste desvio da direção longitudinal (o chamado ângulo de desvio) depende da intensidade e da duração do impulso de RF. Se o impulso de RF rodar a magnetização líquida para o plano transversal, é designado por impulso de RF de 90 graus. Se o impulso de RF rodar a magnetização líquida em 180 graus e na direção, é designado por impulso de RF de 180 graus.

A força ou a duração do impulso de RF pode ser controlada de modo a que a magnetização líquida esteja na direção pretendida. Veremos mais adiante que os impulsos de 90 e 180 graus são importantes no caso de SE ou Spin Echo, o que significa a reorientação do campo magnético giratório através de um impulso ressonante de radiação electromagnética, e também quando se utilizam técnicas de imagiologia rápidas, como o gradient-recalled-imaging. echo (GRE), o pequeno ângulo de deflexão é de grande importância.

Tempo de relaxamento T1 e contraste

Agora utilizamos os conceitos fundamentais apresentados na RMN. A magnetização líquida que está alinhada com a direção do eixo z pode ser chamada de magnetização longitudinal. Após receber o pulso de RF igual a 90 graus, a magnetização líquida é desviada do plano longitudinal para o plano transversal e esta magnetização pode ser chamada de magnetização transversal. Neste caso, a magnetização longitudinal é zero. Em seguida, a magnetização é novamente desviada na direção longitudinal. Este estado é chamado de tempo de relaxamento longitudinal ou T1.

A taxa de reversão para magnetização longitudinal varia para protões associados a diferentes tecidos e é a principal fonte de comparação em imagens ponderadas em T1. T1 é um parâmetro caraterístico de um tecido específico e depende da força do campo magnético principal ou B0 e da taxa de regeneração da magnetização longitudinal. A magnetização líquida não roda para trás, mas aumenta sempre numa direção paralela à direção longitudinal, que é a direção do campo magnético principal.

O T1 é definido como o tempo necessário para que a magnetização longitudinal atinja 63% do seu valor final, assumindo a presença de um impulso de RF de 90 graus. A magnetização do tecido com diferentes valores de T1 regenera na direção longitudinal e a diferentes taxas. A substância branca tem um tempo T1 muito curto e atinge rapidamente o seu tempo de repouso. O líquido cefalorraquidiano (LCR) tem um T1 longo e atinge lentamente o seu tempo de repouso. A substância cinzenta tem um T1 intermédio e atinge o estado de repouso a uma velocidade moderada. O contraste ponderado em T1 é maximizado se uma imagem for adquirida quando as curvas T1 estiverem completamente separadas.

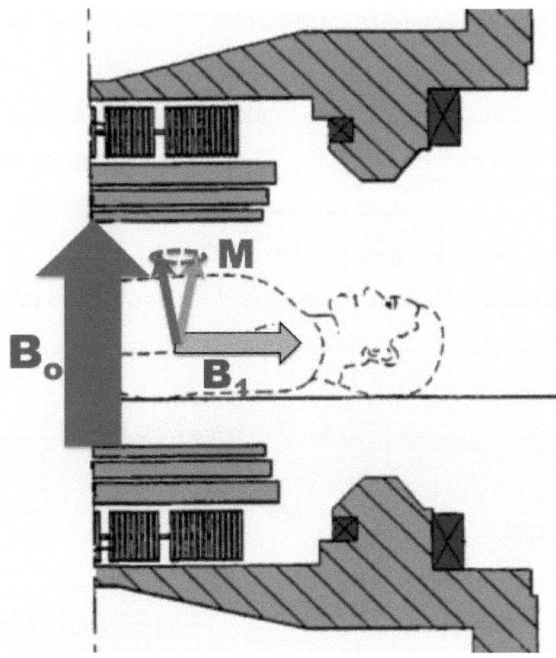

Figura 9. Física Imagem por Ressonância Magnética

Se gerarmos a imagem quando as curvas estão completamente separadas, teremos uma imagem de alto contraste entre as texturas. Desta forma, a substância branca com pixéis mais claros, o líquido cefalorraquidiano com pixéis mais escuros e a substância cinzenta com pixéis cinzentos são apresentados na imagem. Este tipo de mecanismo de contraste ou diferença de cor é designado por contraste ponderado em T1. Se gerarmos a imagem quando as curvas não estão claramente separadas, a imagem de contraste não terá muito peso com T1.

Tempo de relaxamento T2 e contraste

O tempo de relaxamento T2, ou campo magnético transversal, começa com a magnetização da rede alinhada com a direção z e um impulso de

RF de 90, que faz com que a magnetização da rede se situe no plano transversal.

Como mencionado, o magnetismo líquido consiste na magnetização total dos protões do corpo do indivíduo. Durante o impulso de RF, todos os protões começam a pré-processar, o que se designa por fase, imediatamente após o impulso de RF de 90 graus, os protões ainda estão em fase, mas começam a mudar de fase devido a vários efeitos. A razão para a mudança de fase é indicada na tabela abaixo.

Razões para a mudança de fase T2*	Razões para a mudança de fase T2
Interação spin-spin	Interação spin-spin
Inomogeneidade do campo magnético	
Capacidade magnética	
O efeito das alterações químicas	

Como dissemos, a frequência do movimento para a frente dos protões foi obtida a partir da equação de Larmor. Com base nesta equação, a frequência do movimento depende da razão giromagnética e do campo principal. Durante o efeito do impulso RF, o rácio giromagnético não se altera, mas o campo magnético principal pode variar ligeiramente, de facto, o campo magnético principal não é completamente homogéneo e uniforme ao longo de todo o processo de imagiologia. Por conseguinte, os protões que experimentam uma intensidade de campo magnético ligeiramente diferente terão uma frequência Larmor diferente. Os protões que estavam em fase imediatamente após o impulso de RF de 90 graus começam a mudar a sua fase devido à experiência de uma frequência diferente.

A mudança de fase geralmente ocorre devido a todos os quatro efeitos indicados na tabela (1) e, neste caso, a mudança de fase pode ser chamada de decaimento T2* ou tempo de relaxamento T2* . A mudança de fase causada pelos três efeitos indicados na tabela (1) pode ser revertida por métodos. Neste caso, quando a mudança de fase se deve apenas a um efeito chamado efeito spin-spin, a mudança de fase pode ser chamada de T2decay ou T2rlaxation time.

T2 é um parâmetro que caracteriza um tecido específico e determina a taxa de mudança de fase dos protões associados a esse tecido.

Podemos medir a quantidade de magnetização transversal através de uma bobina recetora. Como mencionado nos artigos anteriores, a corrente eléctrica no fio cria um campo magnético perpendicular ao laço do fio.

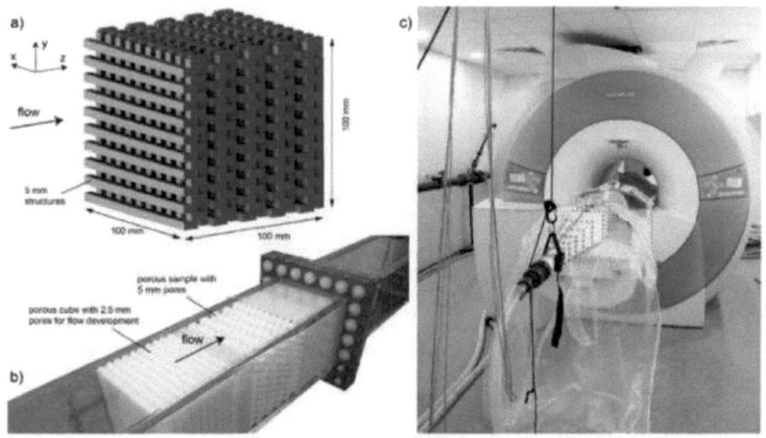

Figura 10. Medição de Velocimetria por Ressonância Magnética

A medição da magnetização transversal (que é o sinal do dispositivo de RM) ocorre através de um efeito oposto. Neste caso, a magnetização transversal, que é um campo magnético, pode induzir corrente num laço de fio e, em seguida, esta corrente eléctrica induzida é digitalizada e registada no computador do sistema de RM para ser reconstruída posteriormente como uma imagem de RM. Quando a magnetização transversal está completamente em fase, o sinal A RM medida é máxima. medida que a magnetização transversal começa a mudar de fase, o sinal de RM medido começa a diminuir até estar completamente desmagnetizado, altura em que o sinal de RM medido é zero. T2 é igual ao tempo necessário para que a magnetização transversal atinja 0,37% do seu valor original. Tecidos diferentes têm valores T2 diferentes e mudam de fase a taxas diferentes.

A substância branca tem um T2 curto e muda de fase rapidamente. O líquido cefalorraquidiano tem um T2 longo e muda de fase lentamente, e a substância cinzenta tem um T2 intermédio e muda de fase imediatamente.

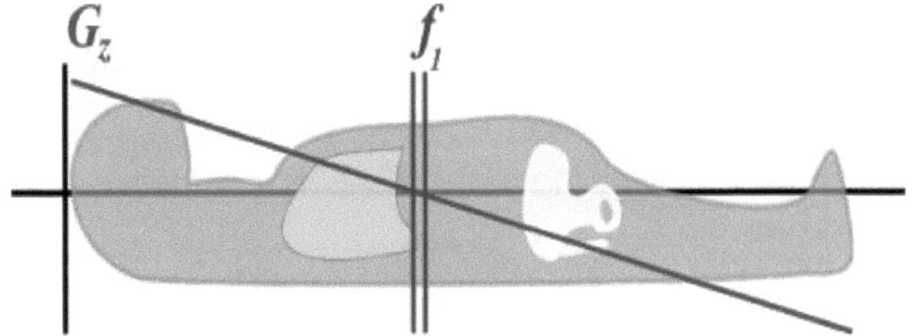

Figura 11. Física da RM: Localização espacial em RM

Ao utilizar a diferença de tempo de relaxamento T2 e com base no mecanismo de contraste, podemos produzir imagens denominadas contraste ponderado T2. Se criássemos a imagem quando as curvas magnéticas transversais estivessem completamente separadas, teríamos um elevado contraste entre as texturas da nossa imagem e veríamos o líquido cefalorraquidiano com pixéis mais claros, a substância branca com pixéis mais escuros e a substância cinzenta. Associada a pixéis cinzentos médios.

Se gerarmos a imagem quando as curvas não estão muito separadas, a imagem resultante não terá tanto peso de contraste para T2.

Os processos de tempo de relaxamento T1 e T2 ocorrem simultaneamente. Após a aplicação de um pulso de RF de 90°, ocorre a desmagnetização transversal (decaimento de T2) enquanto a magnetização longitudinal cresce paralelamente ao campo magnético principal. Após alguns segundos, a magnetização transversal desaparece e a magnetização longitudinal volta a crescer. Desta forma, é determinada a razão para a produção de imagens a preto e branco na RMN.

A ressonância magnética é prejudicial para o organismo?

Ao contrário de outras formas de imagiologia, como a radiografia ou a TAC, a RMN não utiliza radiação ionizante. Atualmente, a RM é amplamente utilizada para obter imagens do feto durante a gravidez, não tendo sido comprovados quaisquer efeitos adversos deste método para o feto. No entanto, este método pode ainda apresentar riscos e as sociedades médicas não recomendam a utilização da RM como primeiro passo no diagnóstico.

Uma vez que a ARM utiliza ímanes fortes, qualquer tipo de metal, como pacemakers, conectores artificiais, válvulas cardíacas artificiais, implantes cocleares ou placas, parafusos ou hastes de metal, representa um risco. Os implantes também podem mover-se ou aquecer num campo magnético. Segundo os relatórios, vários doentes com pacemakers morreram ao serem submetidos a exames de ressonância magnética, pelo que os doentes devem ser sempre questionados sobre quaisquer implantes antes do exame. De acordo com os investigadores, muitos dos implantes existentes não são seguros para as máquinas de ressonância magnética.

Além disso, a rotação constante dos campos magnéticos pode criar sons altos de estalidos ou bips. Por conseguinte, a proteção dos ouvidos é essencial durante o exame.

Tipos de máquinas de ressonância magnética
A nível mundial, existem dois tipos de aparelhos de RMN baseados na intensidade do seu campo magnético principal, que são os aparelhos de 1,5 e 3 Tesla. No entanto, recentemente, foram também apresentados no mercado de equipamento médico aparelhos com uma potência de 7 Tesla.

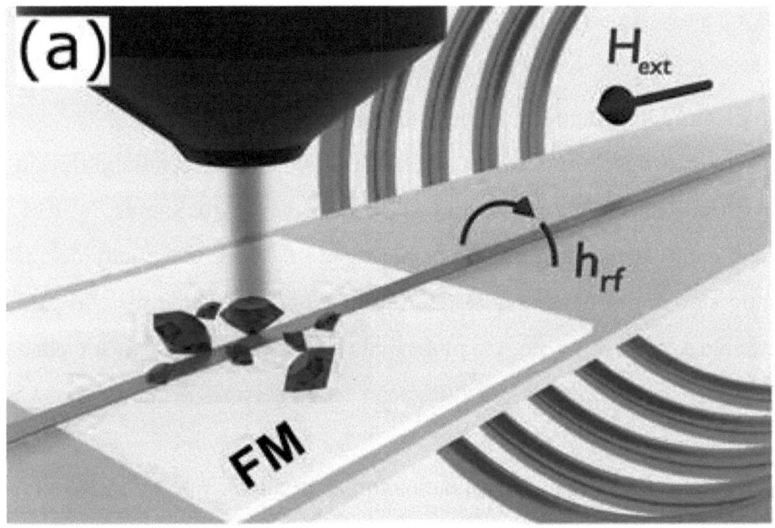

Figura 12. Física da RMN

Quando os profissionais de saúde falam de scanners de ressonância magnética (RM), ou MRIs, apresentam a potência como uma máquina de 1,5 T ou uma máquina de 3T. Isto deve-se ao facto de a RM ser frequentemente identificada pela força do seu campo magnético principal. Em termos físicos, TT significa Tesla e é uma unidade de medição do campo magnético. De facto, 1 tesla é a unidade de medida para definir a densidade do fluxo magnético. Um tesla é o mesmo que Weber (que representa o fluxo magnético) por metro quadrado e é igual a 10.000 gausses. Numa RM de maior potência, a intensidade do campo magnético do íman da máquina é mais forte. É de referir que os componentes mais importantes de uma máquina de RMN são o íman e o seu campo magnético.

Qual é a diferença entre o MRA com uma potência de 1,5 e 3 tesla?
A RMN de 1,5 T é a modalidade de imagiologia padrão para a maioria dos exames de rotina. Em algumas situações, é necessário aumentar a força do íman do dispositivo. Isto é especialmente necessário em RMN da próstata, espetrometria, testes de função tecidular e testes de circulação sanguínea arterial. Além disso, a máquina de RM 3T proporciona uma maior clareza e pormenor. No entanto, na máquina de RM 3T, a probabilidade de obter resultados irrealistas devido ao ruído é maior. O aparelho de 1,5 T demora mais tempo a produzir imagens nítidas, ao passo que o aparelho de 3 T demora menos tempo a produzir imagens nítidas devido ao aumento da intensidade do campo. Por último, o aparelho de 3 T permite examinar e digitalizar mais doentes num determinado momento do que o aparelho de 1,5 T.

A diferença entre a tomografia computorizada e a ressonância magnética
> ➢ A TAC utiliza raios X para produzir imagens no interior do corpo, enquanto a RM (ressonância magnética) utiliza campos magnéticos potentes e impulsos de radiofrequência para produzir imagens pormenorizadas de órgãos e outras estruturas no interior do corpo.

➢ Os raios X são utilizados na tomografia computorizada, mas a ressonância magnética não utiliza raios X.

➢ A RM mostra informações mais pormenorizadas sobre os órgãos internos (tecidos moles), como o cérebro, o sistema esquelético, o sistema reprodutor e outros sistemas do corpo, do que as fornecidas pela TAC.

➢ A TAC é rápida, indolor e não invasiva.

➢ A RMN não é invasiva, mas é ruidosa, demora mais tempo e pode causar claustrofobia (ansiedade por estar num espaço fechado).

➢ A ressonância magnética é mais cara do que a tomografia computorizada.

➢ Os scanners de ressonância magnética podem colocar problemas de segurança devido aos seus fortes ímanes.

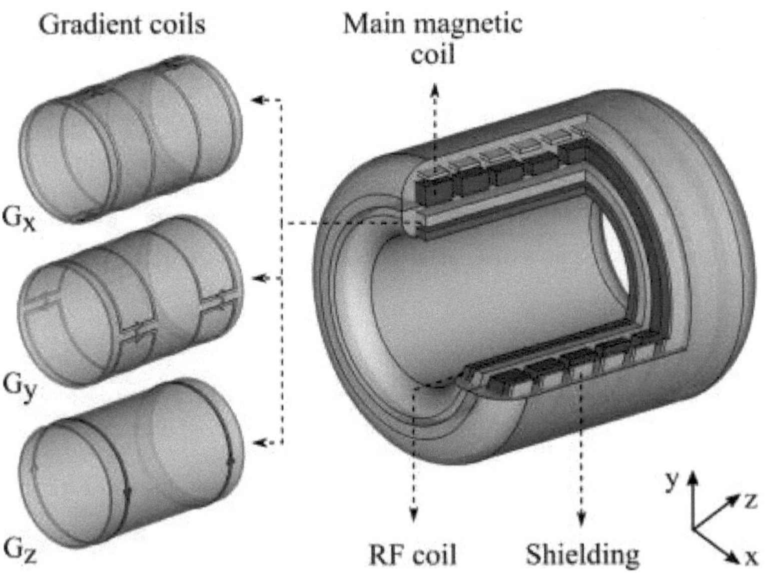

Figura 13. Breve introdução à física da RM

Complicações da RMN

A RM é efectuada sem utilizar qualquer radiação ionizante, pelo que o doente não está exposto aos efeitos nocivos da radiação ionizante. No entanto, embora não exista qualquer risco conhecido para a saúde humana devido à exposição temporária ao ambiente da RM, o ambiente da RM inclui um forte campo magnético estático que se altera ao longo do tempo (o gradiente do campo de impulsos gerado) e a energia de uma radiofrequência, cada um dos quais com pontos de segurança específicos, sendo necessário observar os seguintes pontos no processo de diagnóstico com uma máquina de RM:

❖ O forte campo magnético estático do aparelho de ARM atrai objectos com propriedades magnéticas (desde pequenos objectos, como chaves e telemóveis, até objectos grandes e pesados, como botijas de oxigénio e amortecedores de pavimento) e pode causar danos ao aparelho, ao doente ou ao pessoal do centro, uma vez que a colocação destes dispositivos perto do aparelho os transforma em projécteis. Por este motivo, antes de entrar na sala, é necessário certificar-se de que não existem objectos com propriedades magnéticas.

❖ Os campos magnéticos que se alteram ao longo do tempo criam ruídos muito fortes que podem danificar a audição se não for utilizada proteção auricular. Além disso, este som pode estimular o músculo ou nervo externo e causar tremores no corpo da pessoa.

❖ A energia de radiofrequência utilizada na RMN pode provocar o aquecimento do corpo. O potencial de aquecimento aumenta durante exames de RMN longos.

Qual é o som da máquina de ressonância magnética?

A máquina de MRI é uma combinação de um íman, um transmissor de rádio e um recetor potente. No processo de obtenção de imagens por RM, é enviada corrente eléctrica através da bobina. Ligar e desligar a corrente faz com que as bobinas se expandam com um estalido alto. Os sons variam consoante o tipo de sequências utilizadas na máquina de RM, e algumas são mais fortes do que outras.

Sequência em RM significa uma definição específica da sequência de impulsos e do gradiente de impulsos na máquina, o que leva à produção de uma imagem específica em RM. Embora o ruído seja produzido pela ativação e desativação da corrente, este ponto deve ser tido em conta. Lembre-se que o íman está sempre ligado. De facto, o íman principal está sempre ligado e, por esta razão, qualquer pessoa que queira entrar na sala de exame deve ser verificada se transporta objectos de ferro para não prejudicar a pessoa ou a máquina. Além disso, todo o equipamento utilizado no ambiente de RMN é não ferroso.

Considerando a importância do controlo de qualidade na imagiologia médica, que pode aumentar a qualidade do diagnóstico e, consequentemente, o tratamento eficaz e atempado. Por conseguinte, é necessário conceber e compilar métodos escritos neste domínio. Uma vez que a utilização de aparelhos de RMN cresceu significativamente na última década, é muito importante realizar testes de controlo de qualidade para garantir a precisão e a correção dos referidos aparelhos. A este respeito, embora a Associação Americana de Físicos Médicos (AAPM) tenha fornecido orientações e sugestões, ainda não existe um método normalizado abrangente e eficaz disponível como critério.

Os resultados da avaliação dos parâmetros óptimos eficazes no controlo de qualidade do sistema de recolha são: A uniformidade da imagem é superior a 80%, a não linearidade é inferior a 5%, o sinal/ruído correspondente ao dispositivo de recolha é superior a 240, a precisão das medições para determinar a localização, a distância e a espessura dos cortes foi acompanhada pela ausência de artefactos fantasma nas imagens.

Nesta investigação, através da construção dos 4 fantomas necessários e do desenvolvimento de métodos de controlo de qualidade, foram fornecidos os conhecimentos técnicos e o equipamento necessários para realizar os testes de controlo de qualidade dos dispositivos relevantes. Estes testes podem ser utilizados em todos os sistemas de RMN com intensidades baixas, médias e altas. Na conclusão deste projeto, é necessário considerar os métodos de correção dos erros nos sistemas em termos de hardware e software.

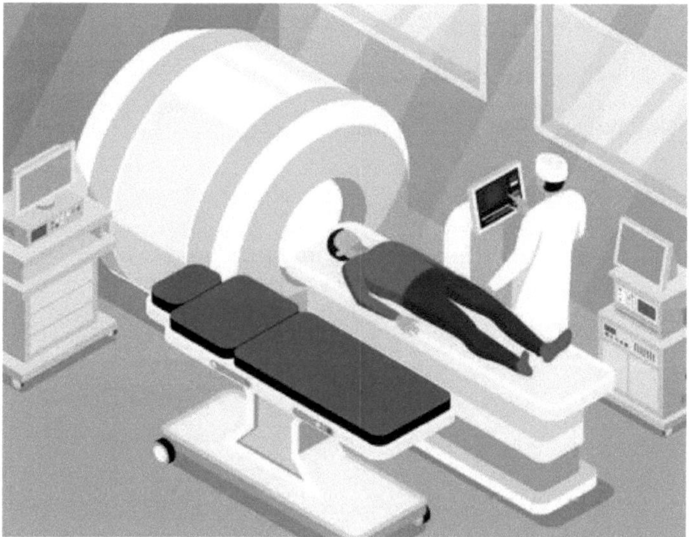

Figura 14. Para melhorar a velocidade, a qualidade e a eficiência da RM, comece na fonte

Capítulo II

Ressonância magnética da medula espinhal

A RM das vértebras lombares e da espinal medula é um método de imagiologia médica que utiliza um campo magnético e ondas de rádio para criar imagens pormenorizadas das estruturas internas das vértebras lombares e da espinal medula. Esta técnica não invasiva e sem raios X detecta doenças e perturbações das vértebras lombares e da coluna vertebral.

Como é efectuada a RM das vértebras lombares e da medula espinal?
A ressonância magnética das vértebras lombares e da medula espinal é uma técnica não invasiva, sem recurso a raios X, para diagnosticar e avaliar problemas da medula espinal e da coluna vertebral. O principal objetivo da RM lombar e da coluna vertebral é diagnosticar e obter imagens de doenças, lesões e perturbações relacionadas com a medula espinal e a coluna vertebral. Esta técnica de imagiologia fornece informações detalhadas sobre as estruturas dos tecidos moles, como a medula espinal, o disco, os músculos, os ossos, as articulações e os tecidos circundantes, e identifica e avalia problemas como hérnias discais, tumores da medula espinal e das vértebras, compressão de nervos, inflamação da medula espinal e das vértebras e alterações ósseas. Fique connosco para saber mais sobre a técnica não invasiva da ressonância magnética das costas e da ressonância magnética da coluna vertebral.

O que é a RM das vértebras lombares e da medula espinal?
Neste método, é utilizado um forte campo magnético e ondas de rádio para criar imagens exactas da medula espinal e das estruturas circundantes. A coluna vertebral é constituída pelas vértebras cervicais, torácicas, lombares e pelas vértebras córneas. A região lombar é a parte inferior da coluna vertebral, que é constituída pelas vértebras lombares e, por cima, encontra-se o osso abdominal (estrutura óssea na parte inferior do corpo).

A ressonância magnética das vértebras lombares e da medula espinal permite aos médicos obter imagens precisas e de alta qualidade de várias estruturas da região lombar e da coluna vertebral e de problemas como hérnias discais, espondilolisteses, tumores ósseos e dos tecidos moles, inflamações, fracturas ósseas e alterações na região.

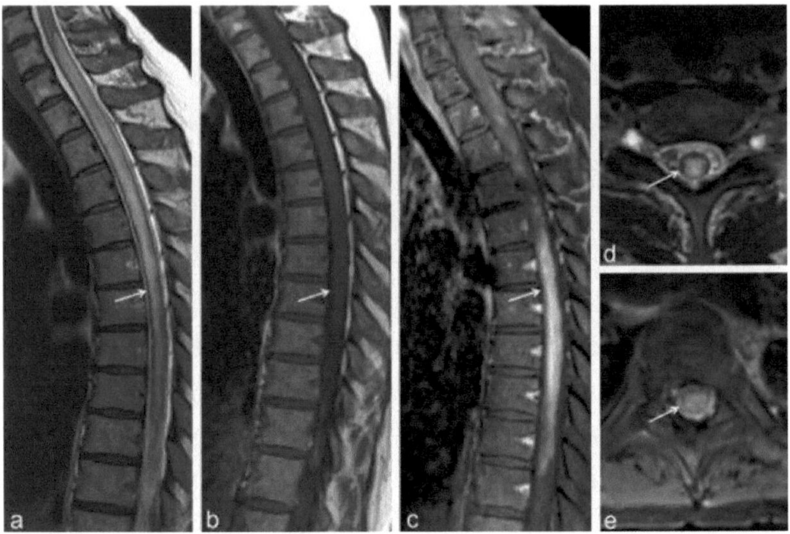

Figura 15. Imagiologia da coluna vertebral e da medula espinal

Porque é efectuada a RM das vértebras lombares e da medula espinal? Razão para a RM lombar

A ressonância magnética das vértebras lombares e da medula espinal é utilizada como um método de imagem avançado no diagnóstico e avaliação de problemas relacionados com a medula espinal e a coluna vertebral. As principais razões para efetuar este exame são:

1. Diagnóstico das doenças do disco

A ressonância magnética das costas pode ajudar a identificar hérnias discais (rutura e deslizamento da cartilagem entre as vértebras) e verificar a quantidade de pressão sobre a medula espinal. Em caso de sintomas discais lombares, esta RM pode ser necessária.

2. Diagnóstico e identificação de tumores

A ressonância magnética da coluna vertebral detecta tumores de tecidos moles e ósseos na região lombar. Este diagnóstico é importante quando existem sintomas como dor crónica, fraqueza muscular, alterações sensoriais e outros sintomas. Por vezes, a dor nas costas pode ser um sinal de cancro.

3. Investigação de inflamações e infecções

Para diagnosticar as infecções da medula espinal e da coluna vertebral, o médico prescreve uma ressonância magnética das costas para diagnosticar doenças como a infeção da medula espinal, a septicemia (infeção do sangue) e a inflamação vertebral.

4. Avaliação das fracturas ósseas

Acidentes, lesões, lesões desportivas e doenças como a osteoporose (diminuição da força óssea) são outras razões para a realização de uma RM à coluna.

5. Exame das alterações da coluna vertebral

O médico prescreve uma ressonância magnética da coluna vertebral para diagnosticar e avaliar as alterações estruturais da coluna vertebral, como o endurecimento e os danos nas articulações ósseas.

Quem deve efetuar a RM das vértebras lombares e da medula espinal?

A RM das vértebras lombares e da medula espinal é prescrita para diagnosticar e avaliar problemas relacionados com a medula espinal e a coluna vertebral em pessoas com as seguintes doenças

> ➤ Pessoas que sofrem de dores nas costas (quais são os sintomas das dores nas costas?);
> ➤ Pessoas que apresentam sintomas como fraqueza muscular, alterações sensoriais nas pernas e tensão nervosa;
> ➤ A existência de massa, tumor ou abcesso nas costas e na medula espinal;
> ➤ Fratura óssea na região lombar;
> ➤ Infecções e inflamações da medula espinal e da coluna vertebral.

Quem não deve efetuar uma RM das vértebras lombares e da medula espinal?

A ressonância magnética das costas e da coluna vertebral é segura e sem efeitos secundários na maioria dos casos. No entanto, em determinadas circunstâncias, algumas pessoas não podem efetuar este processo:

> ➤ A ressonância magnética é um aparelho que utiliza um forte campo magnético. As pessoas que têm pacemakers cardíacos estão em risco porque o campo magnético tem um efeito negativo no funcionamento correto dos pacemakers cardíacos;
> ➤ As pessoas que têm dispositivos médicos no corpo, como sondas cirúrgicas, bombas de medicamentos e dispositivos de respiração, não devem fazer uma RM da coluna porque podem reagir negativamente ao campo magnético do dispositivo;
> ➤ As pessoas que têm peças metálicas no corpo (como lâminas cirúrgicas, próteses e implantes) não são boas candidatas a este teste.

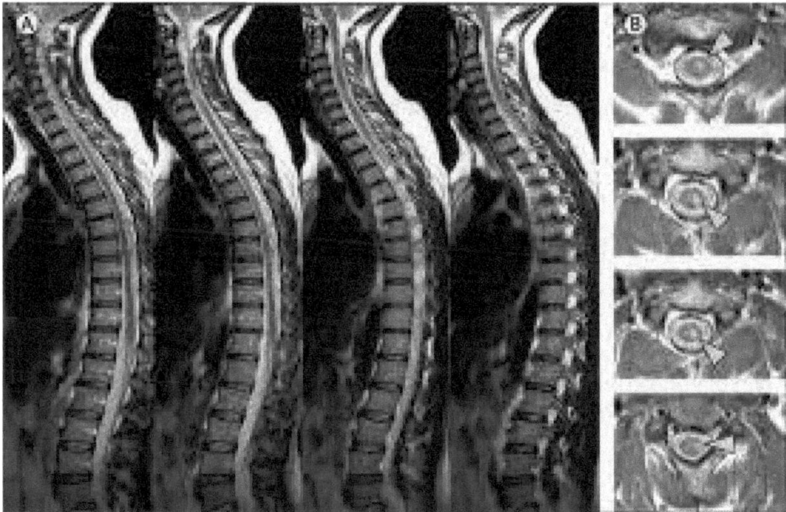

Figura 16. Monitorização por RM das alterações patológicas da medula
espinal em doentes com esclerose múltipla

Vantagens da RM das vértebras lombares e da medula espinal

Seguem-se as vantagens da ressonância magnética das vértebras lombares
e da medula espinal:

> ➢ Imagens detalhadas e de alta precisão das vértebras lombares e das
> estruturas da medula espinal;

> ➢ Não utilizar radiação nociva e reduzir o risco de efeitos secundários
> causados pela radiação no corpo

> ➢ A capacidade de obter imagens de tecidos moles, como a medula
> espinal, as vértebras, os discos, os músculos, os vasos e os tecidos
> inflamados;

> ➢ Diagnosticar problemas da coluna vertebral, tais como hérnia
> discal (rutura e derrame da cartilagem entre as vértebras),
> espondilolistese (endurecimento e danos nas articulações ósseas) e
> fracturas ósseas;

33

➢ Não é necessário injetar materiais radioactivos e reduz o risco de complicações e a intolerância de algumas pessoas a estes materiais;

➢ Tecnologia não invasiva, sem necessidade de cirurgia ou de lascar o corpo, reduzindo o risco de infeção e o tempo de recuperação.

Como é efectuada a RM das vértebras lombares e da medula espinal?

A RM das vértebras lombares e da medula espinal é efectuada da seguinte forma:

Antes de entrar na sala de RM, deve retirar todos os objectos metálicos, tais como jóias, relógios, óculos, aparelhos auditivos e tudo o que contenha metais. Se tiver um historial de sensibilidade a substâncias radioactivas ou a campos magnéticos fortes, não se esqueça de informar o seu médico. Normalmente, para tirar fotografias, o doente despe toda a roupa e veste uma bata médica para não ser interrompido devido à possível presença de metais na roupa de exame.

A máquina de ressonância magnética é uma máquina em forma de túnel com uma cama móvel na qual o doente tem de se deitar de barriga para baixo e a cama entra na máquina. Podem ser utilizadas várias pinças para estabilizar o doente, se necessário. Durante a aquisição de imagens, o doente deve permanecer imóvel para não afetar a qualidade e a clareza das imagens finais. Após a aquisição das imagens, a cama sai novamente da máquina e o doente pode levantar-se sem problemas. Normalmente, o ruído da máquina de RM é elevado e algumas clínicas utilizam tampões para os ouvidos, auscultadores ou televisão para alterar o ambiente da sala.

Quanto tempo demora uma ressonância magnética das vértebras lombares e da medula espinal?

Normalmente, o tempo para efetuar uma RM das vértebras lombares e da medula espinal é de cerca de 30 a 60 minutos, mas em alguns casos pode ser necessário mais tempo. Durante a imagiologia, um técnico de RM ou um médico especialista está presente na sala de controlo e monitoriza o processo.

Que factores revela a ressonância magnética das vértebras lombares?
Interpretação da RM do ombro

A RM lombar mostra factores importantes relacionados com a coluna lombar:

> Discos intervertebrais;

> A espinal medula e as suas diferentes partes;

> Osso da coluna lombar;

> Músculos e tecidos moles;

> Vasos sanguíneos da região lombar.

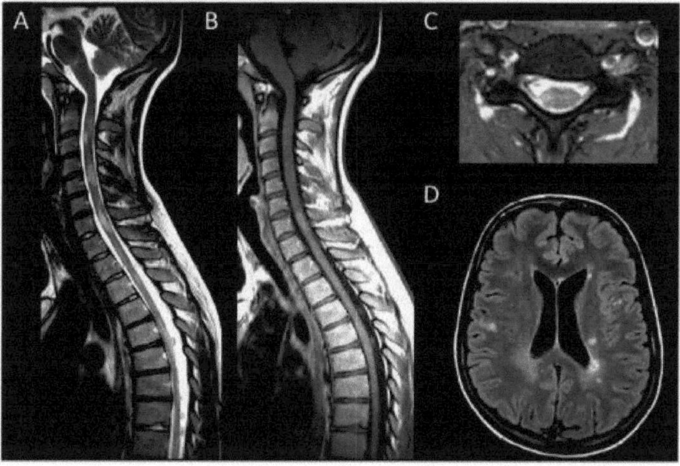

Figura 17. Parece um tumor na medula espinhal, mas não é

Preparação antes da ressonância magnética das vértebras lombares e da medula espinal

Em geral, a RM da coluna vertebral não requer uma preparação especial, exceto se o médico prescrever algumas instruções ao doente. Mas há uma série de instruções de precaução para a preparação antes da RM das vértebras lombares e da medula espinal que devem ser seguidas:

- ➢ Se tiver uma sensibilidade especial ou alergia à injeção de contraste ou de material radioativo, deve informar o médico com antecedência;
- ➢ Se estiver a tomar determinados medicamentos, não se esqueça de informar o seu médico, pois podem afetar os resultados da RM;
- ➢ O campo magnético da máquina de ressonância magnética é muito forte, pelo que não deve ser trazido qualquer metal para a sala de exame com o doente;
- ➢ Se tiver medo de espaços fechados ou uma doença respiratória, como falta de ar ou asma, informe o seu médico com antecedência para que ele lhe possa receitar medicamentos anti-ansiedade, anti-náuseas ou sedativos, se necessário;
- ➢ Se estiver grávida, não se esqueça de informar o médico com antecedência, talvez seja possível encontrar uma solução alternativa.

Pontos importantes após a ressonância magnética das vértebras lombares e da medula espinal

Após a realização de uma RM lombar, recomenda-se a observação dos seguintes pontos:

- ➢ Siga as instruções do seu médico sobre a toma dos medicamentos prescritos, o repouso e a atividade permitida;
- ➢ Se prescrito pelo médico, proteger a zona das costas e da coluna vertebral onde foi efectuada a RM;

> Após a ressonância magnética, o seu médico pode proibi-lo de realizar actividades pesadas; evite transportar e mover objectos pesados, desportos pesados e algumas actividades desnecessárias para não causar mais danos às vértebras e à medula espinal;

> Acompanhar os resultados do teste após a ressonância magnética;

> Se notar complicações como dor intensa, hemorragia, inchaço ou outros sintomas invulgares após o teste, deve informar o médico.

Complicações da RM das vértebras lombares e da medula espinal

A RM das costas e da coluna vertebral é um procedimento seguro e de baixo risco que não tem efeitos secundários graves, mas, como qualquer procedimento médico, pode por vezes causar alergias. Algumas complicações possíveis da RM da coluna vertebral são:

Razões para efetuar uma ressonância magnética das costas

Na RMN ou ressonância magnética da coluna vertebral, são utilizados ímanes fortes, ondas de rádio e um computador para obter imagens muito nítidas e precisas da coluna vertebral. Este exame é utilizado para verificar problemas da coluna vertebral, como dores lombares, dores no pescoço, dormência, formigueiro e fraqueza nos braços e nas pernas. Numa ressonância magnética, toda a coluna vertebral ou apenas parte dela é fotografada. Ao contrário da radiografia e da TAC, na RM não são utilizados raios nocivos.

Razões para efetuar uma RM lombar

> Verificar a anatomia e o alinhamento da coluna vertebral;

> Identificação de anomalias congénitas das vértebras ou da espinal medula;

- Diagnóstico de lesões nos ossos, discos ou medula espinal após lesão da medula espinal;
- Investigar as complicações dos discos intervertebrais, tais como a degeneração, a hérnia ou a protrusão do disco e as doenças das articulações intervertebrais, que provocam dores lombares e ciáticas (dores lombares que se estendem à parte inferior da perna);
- Investigação de outros possíveis problemas que causam dores nas costas (fracturas de compressão ou inchaço ósseo);
- Exame e avaliação da compressão da medula espinal e dos nervos;
- Exame de uma inflamação da medula espinal ou dos nervos;
- Investigação de infecções da coluna vertebral, dos discos e do conteúdo da coluna vertebral, incluindo a medula espinal ou o seu revestimento;
- Exame de tumores que se iniciaram nas vértebras ou que se espalharam para as vértebras, a medula espinal, os nervos ou os tecidos moles circundantes;
- Ajuda no planeamento de uma cirurgia à coluna vertebral, como descompressão do nervo, fusão vertebral ou injecções de esteróides para reduzir a dor na coluna vertebral. Estas injecções são normalmente realizadas sob orientação de TAC;
- Verificar se existem alterações na coluna vertebral, como cicatrizes residuais ou infecções após a cirurgia.

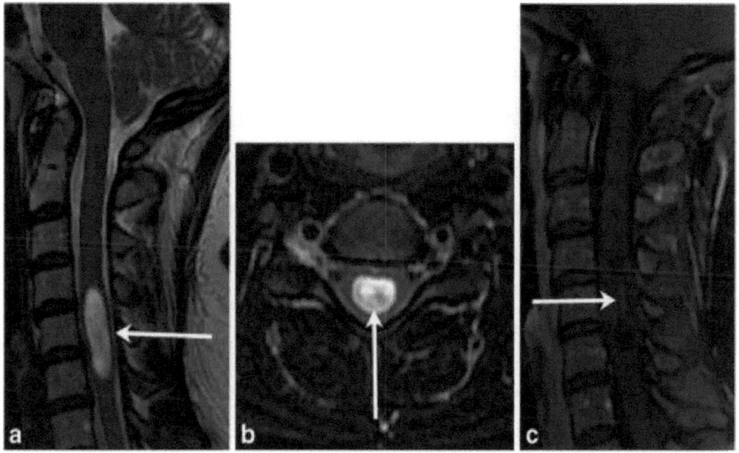

Figura 18. Localização, comprimento e realce: abordagem sistemática para diferenciar os defeitos intramedulares

Imagens de ressonância magnética do disco lombar

Ressonância magnética ou MRI do disco lombar

A ressonância magnética ou MRI é realizada utilizando a tecnologia de ressonância de protões na coluna lombar. A qualidade destas imagens permite um diagnóstico preciso dos discos intervertebrais e da sua relação com as estruturas neurais, em comparação com os métodos tradicionais como a mielografia ou a TAC. A sensibilidade da RM para detetar hérnias discais é elevada, ou seja, entre 89-100%.

Anatomia da coluna lombar

A coluna lombar é constituída por cinco vértebras separadas. As vértebras estão ligadas por discos intervertebrais e vários ligamentos e músculos paravertebrais. O saco dural contém o conus medullaris e as raízes nervosas e está localizado no canal espinal. Depois de saírem da coluna vertebral, as raízes nervosas dirigem-se para os órgãos através dos forames intervertebrais ou forames intervertebrais.

As raízes nervosas passam através do forame neural. À frente do orifício do forame do disco intervertebral e atrás do orifício intervertebral encontram-se as articulações ou facetas da coluna vertebral. A RM mostra a anatomia da coluna vertebral em secções longitudinais e transversais. Pode ser observada em secções transversais sub-articulares, perfurantes e extra-perfurantes. Em qualquer uma das zonas a raiz nervosa pode estar sob pressão. Os discos intervertebrais têm um núcleo proteico hidratado ou aquoso, que se encontra no interior de anéis concêntricos de fibrose do anel discal. Com a idade, os discos perdem gradualmente a sua água. Este facto reduz o sinal T2 que é frequentemente observado em doentes assintomáticos. Os nomes escritos para o relatório de patologia ou interpretação do disco nos relatórios de imagiologia da coluna são por vezes confusos e contraditórios.

Folga do anel do disco

Qualquer separação entre as fibras do anel discal é definida como uma fenda do anel discal. Estas alterações fazem frequentemente parte das alterações da degeneração discal e são muitas vezes assintomáticas. Por conseguinte, o termo "Rutura do anel discal" significa um fator traumático que desencadeia a ocorrência de uma hérnia discal no futuro.

Hérnia discal

A hérnia discal ou a sua rutura conduz à compressão das raízes nervosas e à dor. Qualquer material discal que se estenda para além dos corpos vertebrais é designado por hérnia discal. Outros nomes utilizados para esta doença incluem

Abaulamento do disco, ou seja, a protrusão do disco. E está dentro do canal espinal. Ou seja, a percentagem do canal espinal que é ocupada pelo disco. O termo extrusão do disco é utilizado para descrever a expansão do canal espinal em cerca de 50-100%. Se o canal espinal for ocupado em 25-50%, é descrita uma "hérnia de base ampla" e, se for inferior a 25%, é designada "hérnia focal". Outra divisão baseia-se na relação entre a altura do disco em relevo e a sua largura. Quando a quantidade de saliência ou a altura do disco é maior do que a base do disco, este é descrito como um disco "Extrudido". Quando um fragmento do disco extrudido se destaca do disco e cai no canal espinal, é descrito como um "Fragmento livre ou sequestrado".

Estenose do canal central da coluna vertebral

Ou seja, existe um estreitamento na parte central do canal espinal. Frequentemente, provoca a compressão de várias raízes nervosas. Este tipo de estenose leva a uma diminuição da mobilidade da pessoa e a uma claudicação intermitente do doente. Em alguns casos, provoca paralisia completa e síndrome da cauda de cavalo. As causas da estenose do canal central da coluna vertebral podem ser divididas em tipo congénito e tipo adquirido, como as alterações degenerativas. A estenose espinal degenerativa é causada por osteófitos das articulações, hipertrofia do ligamento amarelo e hérnia discal. A maioria das estenoses do canal central é causada por uma combinação dos factores acima referidos. A gravidade da estenose do canal central da coluna vertebral é avaliada visualmente, incluindo a medição da secção transversal e da forma do saco, que é, na realidade, o conteúdo no interior do canal da coluna vertebral. No entanto, a utilização da ressonância magnética (RM) por si só não é suficiente para avaliar a estenose do canal vertebral, porque muitas vezes não existe uma relação direta entre os sintomas da doença e os resultados da RM. Por outras palavras, uma pessoa pode ter muita estenose espinal na RM mas ter poucos sintomas e, pelo contrário, outra pessoa pode ter pouca estenose na RM mas ter muitos sintomas.

Qual é a mudança de opinião dos diferentes médicos relativamente à interpretação da ressonância magnética?

Se mostrar a mesma ressonância magnética a vários médicos, eles darão interpretações diferentes. O que é a mudança de opinião de um médico em diferentes alturas? Este fenómeno é designado por Variações Intra-Observações. Ou seja, se mostrar a mesma RM ao mesmo médico em alturas diferentes, a interpretação da segunda vez pode ser diferente da interpretação da primeira vez.

Espondilite anquilosante

Uma simples radiografia da articulação sacro-ilíaca é a primeira medida para diagnosticar os doentes com suspeita de espondilite anquilosante. No entanto, os médicos utilizam sobretudo a RM para diagnosticar a doença e monitorizar a resposta ao tratamento. As principais características da RM da coluna lombar incluem características que mostram a inflamação subjacente e os seus efeitos, tais como edema ou inchaço da medula óssea, quadrangulação do corpo vertebral (lesões de Romanus), a formação de células desmófitas, ou seja, a adesão de osteófitos da vértebra superior e inferior, anquilose e corrosão nos corpos vertebrais.

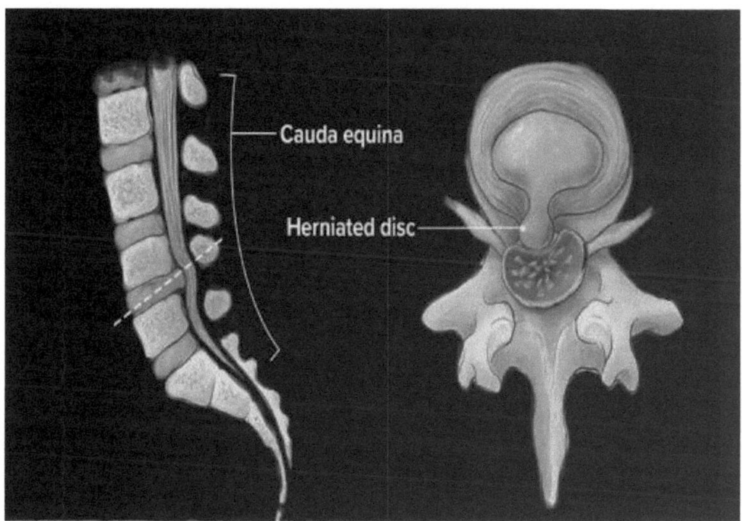

Figura 19. Ressonância magnética da coluna vertebral

Espondilolistese

A espondilolistese é uma condição em que a vértebra superior desliza sobre a vértebra inferior. Isto pode levar ao estreitamento do orifício ou forame do nervo intervertebral e à estenose do canal central da coluna vertebral. Na espondilolistese, estão normalmente presentes defeitos da pars inter-articularis.

Como é efectuada a RM torácica?

É muito importante manter-se estável durante a filmagem para obter imagens nítidas. Deita-se numa cama que se desloca para dentro da máquina de RM. Esta cama passa através de um grande íman em forma de tubo. Pode ser colocada uma bobina de plástico em qualquer parte do membro superior a ser fotografado. Depois de a cama ser colocada na máquina, o especialista cria várias imagens da parte a ser avaliada, cada uma das quais demora alguns minutos. Um microfone no interior do aparelho permite-lhe comunicar com o especialista. Este exame de imagem demora normalmente entre 15 e 30 minutos. Pode ser injectada uma solução de contraste, normalmente gadolínio, que permite à máquina de RM ver melhor certas partes da área a ser avaliada, especialmente os vasos sanguíneos. A máquina de ressonância magnética produz ruídos altos durante a imagiologia. Por isso, podem ser-lhe dados tampões para os ouvidos para bloquear os sons da máquina de RM.

O que é um disco torácico?

É uma das doenças da coluna vertebral em que o núcleo central e mole sai da sua parede exterior dura e entra no espaço do canal espinal. Uma hérnia discal pode exercer pressão sobre a medula espinal e causar dores na parte superior das costas, dores no peito e disfunção da medula espinal. O disco intervertebral actua como um amortecedor de choques e protege a coluna vertebral durante a marcha. Este disco pode romper-se devido a degeneração, envelhecimento, lesão ou outros casos. Se tem dores fortes nas costas e os seus sintomas neurológicos não melhoraram com os métodos de tratamento conservadores, pode efetuar uma ressonância magnética torácica ou da coluna vertebral ou uma cirurgia.

Por que razão é efectuada a RM torácica?

A ressonância magnética torácica é uma ferramenta eficaz no diagnóstico de uma série de complicações, que incluem as seguintes:

> ➤ Lesões;
> ➤ Lesão da espinal medula;
> ➤ Infeção;
> ➤ Cancro ou tumores da coluna vertebral;
> ➤ Defeitos ou anomalias congénitas da coluna vertebral;
> ➤ Arco vertebral anómalo;

➢ Protrusão ou hérnia discal;

➢ Complicações dos tecidos moles e das articulações.

Uma ressonância magnética pode ajudar a determinar se está ferido após um acidente. O seu médico também pode pedir uma RM para verificar sintomas como:

➢ Dor e rigidez na parte média da coluna vertebral;

➢ Dormência, formigueiro ou fraqueza nos membros superiores ou inferiores;

➢ Nódulo ou massa.

Quais são os preparativos para este método?

A presença de qualquer tipo de objeto metálico no corpo deve ser declarada, o que inclui o seguinte:

➢ Implantes no ouvido interno;

➢ Articulação artificial;

➢ Desfibrilhador ou pacemaker;

➢ Certos tipos de válvulas cardíacas;

➢ Stents vasculares;

➢ Clips para aneurismas cerebrais;

➢ Cacos de metal;

➢ Balas;

➢ Gemas cosméticas que são fixadas à pele através de um piercing (como brincos ou piercings);

➢ Bomba analgésica;

➢ Bomba para diabetes.

Se tiver objectos, como jóias ou óculos de sol, que contenham metal, deve retirá-los. Os metais interferem com a capacidade de criar uma imagem nítida da máquina de RM. Os aparelhos e as obturações normalmente não causam problemas, mas canivetes, canetas, alfinetes e alguns trabalhos dentários podem causar problemas. O preparador pode pedir-lhe que use uma bata de hospital ou uma bata que não contenha fechos metálicos. Não pode levar aparelhos electrónicos para a sala de RM. Informe o seu médico se estiver grávida. Os efeitos do campo magnético da RMN no feto ainda não foram totalmente explorados. Além disso, informe o seu médico sobre a claustrofobia (medo mórbido de espaços fechados). Se for claustrofóbico, pode ser sedado durante a imagiologia ou fazer uma RM aberta. A RM aberta tem um túnel mais largo, que é mais tolerável para as pessoas com claustrofobia.

Quais são os riscos desta imagiologia?
A RMN em si não é perigosa. É muito improvável que seja alérgico à solução de contraste. Informe o seu médico se a sua função renal for fraca. Se existir esse problema, a utilização de contraste pode ser prejudicial.

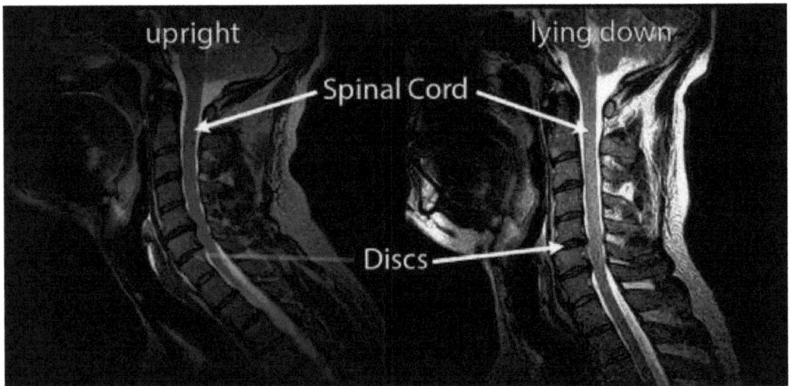

Figura 20. Compressão da espinal medula na posição vertical

Aplicações da MRI
A ressonância magnética ajuda os neurologistas a diagnosticar doenças ou lesões e pode determinar a taxa de sucesso do tratamento. Esta abordagem

pode ser efectuada em diferentes partes do corpo, o que é especialmente útil para visualizar os tecidos moles e o sistema nervoso. A RM do cérebro e da medula espinal pode ajudar a diagnosticar muitas coisas, incluindo as seguintes opções:

- ➤ Danos nos vasos sanguíneos;
- ➤ Danos cerebrais;
- ➤ Cancro;
- ➤ Esclerose múltipla (EM);
- ➤ Lesões da espinal medula;
- ➤ Acidente vascular cerebral;
- ➤ Problemas oculares;
- ➤ Problemas do ouvido interno.

A ressonância magnética dos ossos e articulações procura o seguinte

- ➤ Infeção óssea;
- ➤ Cancro;
- ➤ Danos nas articulações;
- ➤ Problemas discais na coluna vertebral;
- ➤ Dor no pescoço ou dor nas costas com sintomas neurológicos.

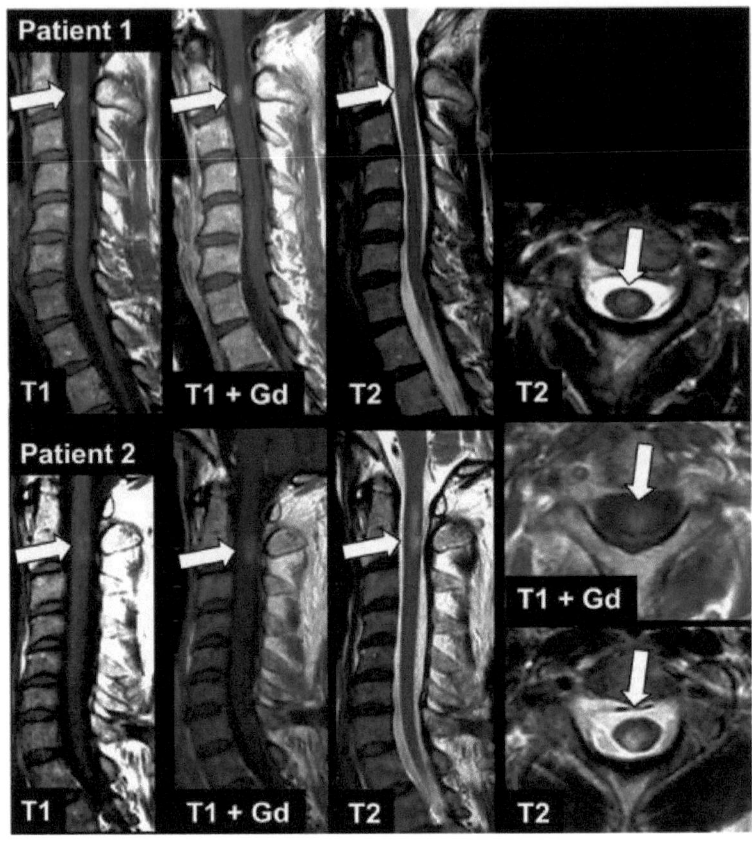

Figura 21. Ressonância magnética da medula espinhal

Capítulo III
Ressonância magnética do fígado

O fígado é um órgão complexo composto por vasos sanguíneos, lóbulos e outras estruturas de tecidos moles. A RM do fígado é um método de diagnóstico eficaz para conhecer doenças como a hepatite, a hemocromatose e o fígado gordo. É também considerada um exame de eleição para detetar lesões cancerosas e não cancerosas (benignas) do fígado. Com a sua ajuda, o médico pode também verificar o fluxo sanguíneo no fígado. Este trabalho fornece informações valiosas sobre as doenças vasculares que podem afetar este órgão. Este procedimento pode ser efectuado com ou sem injeção de material de contraste. A RM do fígado com injeção produz geralmente imagens mais brilhantes e mais claras.

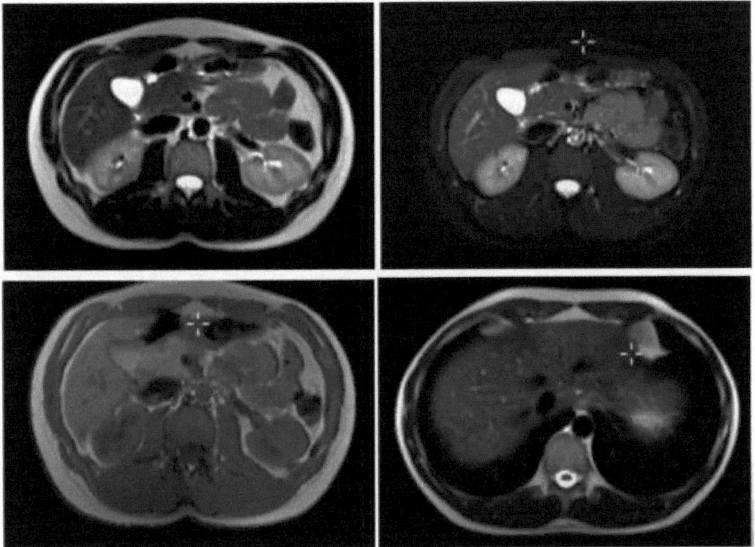

Figura 22. Ressonância magnética do fígado com contraste: Um guia completo sobre o procedimento e o que esperar

Quais são as aplicações da ressonância magnética do fígado?

As ondas magnéticas e de rádio são utilizadas para a obtenção de imagens na RM do fígado, bem como na RM intestinal e na erografia por RM. Por esta razão, não há risco de radiação de raios X e é considerado um método seguro para todas as pessoas, especialmente mulheres grávidas e crianças. Se tiver sintomas de doença hepática e tiver um fator de risco como a genética, o abuso de álcool ou a diabetes. O médico pode optar pela ressonância magnética como uma ferramenta de diagnóstico muito precisa e minimamente invasiva para um diagnóstico definitivo. Os sintomas que podem indicar um distúrbio hepático incluem:

- Dores abdominais e inchaço;
- Inchaço nas pernas;
- Hematomas injustificados em algumas partes do corpo;
- Alteração da cor da urina ou das fezes;
- Pele e olhos amarelos;
- Perda ou diminuição do apetite;
- Fraqueza e fadiga prematura;
- Náuseas e vómitos.

Nesta situação, o médico pode utilizar este método para ajudar a diagnosticar doenças como

- Cancros do fígado, como o cancro primário do fígado, lesões focais do fígado e carcinoma hepatocelular;
- Tumores ou massas benignas do fígado;
- Metástases hepáticas;
- Cirrose do fígado;
- Doença do fígado gordo;
- Hemocromatose;
- Tipos de hepatite, especialmente a hepatite B crónica.

Além disso, na fase seguinte, é utilizada para monitorizar a evolução da doença e a resposta do organismo aos tratamentos. Em dois estudos separados em 2018 e 2019, a ressonância magnética do fígado permitiu que os profissionais médicos diagnosticassem com precisão a doença do fígado gorduroso e o cancro do fígado em mais de 75 por cento dos pacientes. Portanto, em todos os aspectos, este método é preferível à tomografia computadorizada.

O que é a ressonância magnética dinâmica do fígado?

A RM dinâmica do fígado é um método que permite obter rapidamente uma série de imagens após a administração de material de contraste. Basicamente, é efectuada para mapear a estrutura interna de um órgão. Também fornece informações pormenorizadas sobre o tecido do órgão e a forma como este é irrigado com sangue, melhorando o processo de diagnóstico e determinação de tumores e lesões. Este método é realmente eficaz para o diagnóstico e a classificação exactos de lesões hepáticas focais e é basicamente efectuado através da utilização de material de contraste específico para hepatócitos (HSCA). Por este motivo, se o seu médico suspeitar de cancro do fígado durante um exame físico e depois de analisar os resultados de exames como análises ao sangue e ecografia hepática. Ele pode pedir uma ressonância magnética dinâmica do fígado em vez do método simples.

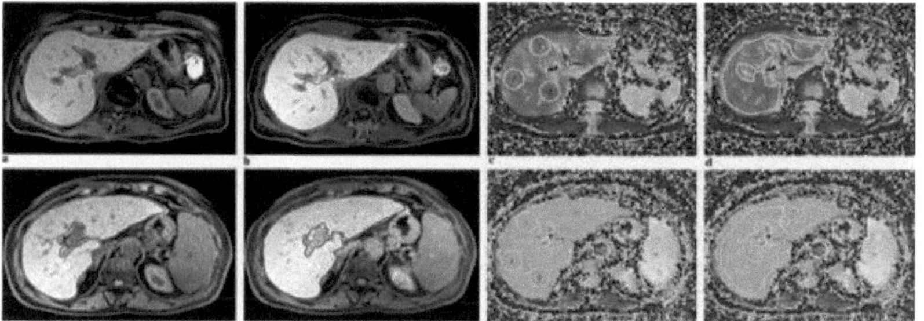

Figura 23. Combinação de ressonância magnética morfológica e funcional do fígado utilizando a relaxação spin-lattice

Como é efectuada a ressonância magnética do fígado?

Retirar todos os acessórios, tais como jóias, óculos, aparelhos auditivos, etc. Porque o forte íman do aparelho pode atraí-los e causar perturbações nas imagens. Naturalmente, se for necessário injetar um material de contraste, isso é feito primeiro. Quando estiver pronto para fazer o exame, o técnico ajuda-o a deitar-se na cama do aparelho. Também coloca um auricular no seu ouvido para que não se aperceba dos sons de clique do aparelho durante a captação. A cama entra automaticamente na secção em forma de túnel da máquina para efetuar as imagens. É importante manter-se o mais imóvel possível durante o exame para obter as melhores imagens. Todo o processo pode demorar cerca de 1 hora. Pode então vestir-se e retomar as suas actividades diárias. O tempo que demora a obter os resultados do seu exame depende da razão pela qual o exame está a ser feito e de quem o interpreta.

Precauções e dicas de teste necessárias

Antes de efetuar uma RM ao fígado, é necessário discutir com o radiologista o seu historial médico e os seus medicamentos. Especialmente se tiver um historial de alergia ao material de contraste ou se sofrer de claustrofobia. Além disso, se tiver um dispositivo metálico no seu corpo, como um pacemaker cardíaco, uma prótese de joelho, um clip de aneurisma, etc., deve informar. Porque existe o risco de absorção e deslocação dos mesmos pelo íman forte do aparelho de RM.

Em muitos casos, o radiologista pedir-lhe-á que não coma nem beba durante 4 a 6 horas antes do exame. É claro que, durante este período, a toma de medicamentos de rotina com um pouco de água não constitui um problema. A ressonância magnética é um procedimento minimamente invasivo. Na maioria dos casos, sentir-se-á completamente normal depois de o fazer. No entanto, se lhe tiver sido administrado um sedativo para o ajudar com a claustrofobia. Deve pedir a alguém que o leve a casa e possivelmente descansar durante algumas horas.

Após a realização de uma ressonância magnética do fígado com injeção, para evitar pressões sobre os rins ou a ocorrência de outros efeitos secundários, é necessário beber muita água. Além disso, se estiver a amamentar, é preferível não amamentar o seu bebé durante 24 horas. Embora o risco de uma reação alérgica ao material de contraste seja muito raro. Mas se notar quaisquer sintomas relacionados com alergias, como erupções cutâneas, urticária, falta de ar e palpitações, é importante informar imediatamente o seu médico.

As doenças do fígado incluem uma vasta gama de distúrbios de saúde, tais como a penetração de substâncias nocivas no sistema hepático, inflamação, formação de gordura em excesso, cirrose e, finalmente, cancro do fígado. É muito importante diagnosticar estas doenças, uma vez que são mais curáveis nas fases iniciais. Os exames imagiológicos de ressonância magnética do fígado (MRI) são muito eficazes no diagnóstico de doenças hepáticas. A RMN do fígado fornece imagens de alta qualidade do fígado com a ajuda de ondas magnéticas e ondas de rádio, e permite aos médicos observar alterações estruturais e funcionais no fígado. Para além disso, as análises ao sangue, como as análises às enzimas hepáticas e os testes virais, podem ajudar a diagnosticar as doenças do fígado. O tratamento das doenças do fígado depende do tipo e da fase da doença. Podem ser necessários vários tratamentos, incluindo alterações na dieta, medicamentos, cirurgia ou um transplante de fígado, que podem ser detectados numa ressonância magnética do fígado. De um modo geral, o diagnóstico e o tratamento precoces, de acordo com o tipo de doença hepática, podem ajudar a manter a saúde e a melhorar a qualidade de vida dos doentes, uma vez que é possível diagnosticar e tratar doenças hepáticas com a ARM.

O papel da RMN do fígado nas doenças inflamatórias do fígado

A imagiologia por RM do fígado desempenha um papel importante no diagnóstico e tratamento das doenças inflamatórias do fígado. As doenças inflamatórias do fígado podem ocorrer de forma crónica ou aguda, incluindo doenças como a hepatite e a cirrose hepática. A ressonância magnética do fígado em doenças inflamatórias do fígado, como uma das técnicas avançadas de imagiologia, pode ajudar a diagnosticar doenças inflamatórias do fígado. Com a imagiologia por ARM do fígado, os médicos podem observar alterações estruturais no fígado, incluindo inflamação e inchaço neste órgão. A RMN pode fornecer informações mais pormenorizadas sobre a gravidade da inflamação do fígado. Esta caraterística permite aos médicos avaliar a extensão dos danos no fígado e o grau de inflamação e tomar decisões de tratamento mais adequadas. A RM permite aos médicos obter imagens dos danos e sintomas que ocorrem como resultado da inflamação do fígado. Esta informação pode ser útil para determinar a quantidade de danos no tecido hepático e desempenhar um papel na progressão da doença. No caso de doenças inflamatórias do fígado que requerem tratamento contínuo, a RMN do fígado pode ajudar os médicos a monitorizar a eficácia do tratamento e as alterações no fígado após o tratamento. Em geral, a ARM do fígado é uma ferramenta poderosa no diagnóstico e tratamento de doenças inflamatórias do fígado. Esta técnica de imagiologia tem a capacidade de observar com exatidão as alterações hepáticas e ajuda os médicos a tomar melhores decisões de tratamento para os seus doentes.

Ressonância magnética do fígado em doenças hepáticas tumorais

A RM do fígado desempenha um papel muito importante no diagnóstico e avaliação das doenças hepáticas tumorais. Os tumores hepáticos incluem os tumores espontâneos (primários) e os tumores espontâneos (secundários). A ARM do fígado em doenças tumorais do fígado oferece a possibilidade de observar e obter imagens de tumores hepáticos.

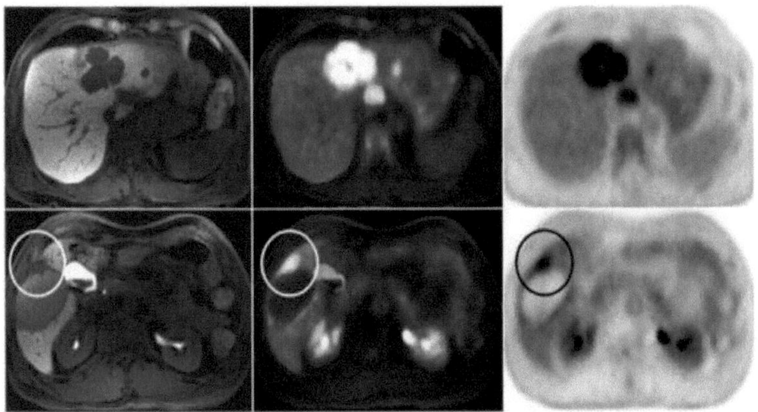

Figura 24. PET/RM de tumor hepático, UCSF Radiology

Esta técnica permite aos médicos determinar o tamanho, a localização, a forma e as características dos tumores. Esta informação é importante para o diagnóstico do tipo de tumor e para a determinação de tumores benignos e malignos. A ressonância magnética do fígado pode ajudar os médicos a distinguir entre tumores benignos e malignos. A análise dos mapas de imagem fornece informações mais detalhadas sobre a área afetada. Além disso, a RM do fígado pode mostrar o tamanho do tumor e a sua disseminação nas áreas adjacentes do fígado, vasos sanguíneos e pontos distantes. Esta informação é importante para o planeamento do tratamento e para as decisões cirúrgicas.

No caso dos doentes com tumores do fígado que necessitam de tratamento, a RM pode ajudar os médicos a acompanhar a eficácia do tratamento e as alterações do tamanho e das características do tumor após o tratamento. Por último, deve dizer-se que a RM do fígado é uma ferramenta valiosa no diagnóstico e avaliação dos tumores do fígado e no planeamento do tratamento de doentes com tumores do fígado. Esta técnica de imagem precisa fornece informações importantes e ajuda os médicos a tomar decisões de tratamento mais adequadas.

Ressonância magnética do fígado nas doenças hepáticas congénitas

A ARM do fígado em doenças hepáticas congénitas desempenha um papel importante no diagnóstico e tratamento das doenças hepáticas congénitas. As doenças hepáticas congénitas são geralmente definidas como anomalias genéticas e estruturais do fígado antes do nascimento ou no início da vida. A ressonância magnética do fígado, como uma das técnicas avançadas de imagiologia, pode ajudar os médicos a diagnosticar as doenças hepáticas congénitas. Esta técnica permite observar as alterações estruturais e as dimensões do fígado. A RM do fígado permite aos médicos analisar com maior exatidão a forma e as dimensões do fígado. Esta informação pode ser útil para diagnosticar e determinar a gravidade das doenças congénitas do fígado. A RM do fígado permite aos médicos obter imagens e avaliar diferentes áreas do fígado, incluindo cavidades em doenças congénitas do fígado. Para os doentes que necessitam de tratamento devido a doenças congénitas do fígado, a RM do fígado pode ajudar os médicos a acompanhar a eficácia do tratamento e as alterações no fígado após o tratamento. A RM do fígado pode ajudar a examinar os vasos hepáticos e o fluxo sanguíneo para o fígado, que está envolvido em algumas doenças congénitas do fígado. Em geral, a RM do fígado é uma ferramenta valiosa no diagnóstico e avaliação das doenças congénitas do fígado. De facto, uma RMN precisa fornece informações importantes e ajuda os médicos e os doentes a tomarem decisões de tratamento mais adequadas e a serem mais eficazes no acompanhamento e gestão das doenças hepáticas congénitas.

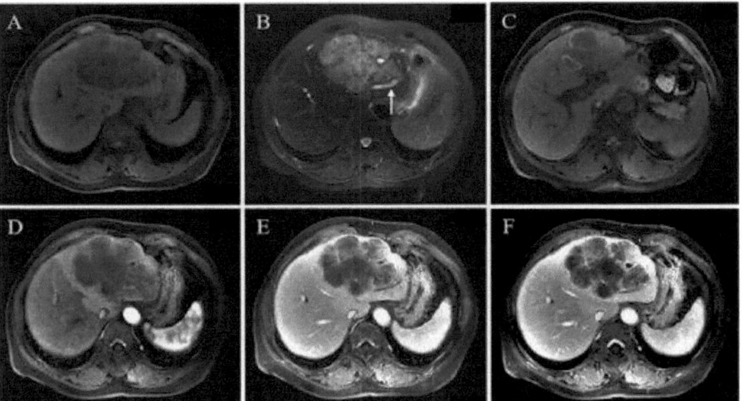

Figura 25. Características de RM do Carcinoma Sarcomatoso Hepático Diferentes

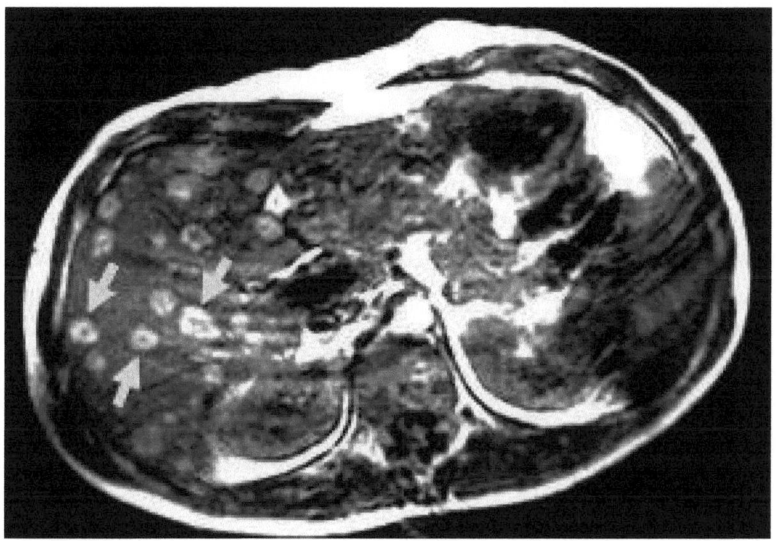

Figura 26. Melanoma do fígado

Cuidados após uma ressonância magnética abdominal

Em geral, a RM abdominal é um procedimento seguro e indolor, e não há tempo de recuperação após o exame. Apenas em alguns casos em que as pessoas tenham recebido analgésicos e sedativos para relaxar durante a RM, os doentes podem ser aconselhados a descansar até que os efeitos da medicação passem, retomando depois as suas actividades normais. Se o exame for acompanhado de uma injeção, o doente deve ser examinado para verificar se tem reacções alérgicas ao agente de contraste. Após uma ressonância magnética abdominal, o doente pode voltar facilmente à sua dieta, às suas actividades diárias e a tomar os seus medicamentos normais.

Complicações e riscos da ressonância magnética abdominal

A RMN não utiliza radiação ionizante. Por conseguinte, até à data, não foram comunicados quaisquer efeitos secundários causados por campos magnéticos e ondas de rádio. Por outro lado, no que diz respeito aos tipos de RM abdominal com injecções, podem ocorrer sintomas de alergia. Se tiver um historial de reacções alérgicas graves a outros medicamentos, deve informar o seu médico. Para além disso, o gadolínio pode ser prejudicial para pessoas com problemas renais que necessitem de diálise. Se tem problemas renais, informe o seu médico antes do exame. Os fortes campos magnéticos criados durante uma RM podem provocar o mau funcionamento de pacemakers e outros implantes. Os ímanes também podem fazer com que a peça metálica se mova ou se desloque dentro do seu corpo.

Complicações	A causa da complicação
Sintomas de alergia	História de reacções alérgicas graves a outros medicamentos
Problemas renais	O gadolínio pode ser prejudicial para as pessoas com problemas renais que necessitam de diálise.
Problemas com pacemakers e outros implantes	Devido aos fortes campos magnéticos criados durante a ressonância magnética

O que é que a ressonância magnética do fígado pode detetar?

Os profissionais de saúde podem utilizar a ressonância magnética para examinar a estrutura e a função do fígado. A RM é muito precisa e não utiliza radiação. No entanto, pode ser dispendiosa e nem toda a gente é candidata a este tipo de exame imagiológico. Pode ser utilizado um corante de contraste - normalmente produzido com soluções metálicas que incluem elementos como o gadolínio - para acelerar o movimento dos protões. Este processo produz imagens mais nítidas e brilhantes que podem dar ao médico uma imagem mais precisa da área que está a ser examinada. A RM é particularmente útil para examinar áreas não ósseas ou de tecidos moles do corpo. Este exame pode mostrar diferentes tipos de tecido na mesma área. Ao contrário dos raios X ou das tomografias computorizadas, a RM não utiliza radiação para produzir imagens. Por este motivo, os profissionais médicos recomendam frequentemente a realização de exames de RMN quando são necessárias imagens repetidas.

O que é que a ressonância magnética do fígado pode mostrar?

A ressonância magnética do fígado pode mostrar a estrutura do fígado, bem como um crescimento anormal. O médico também pode ver o fluxo sanguíneo no fígado, o que pode fornecer informações valiosas sobre doenças vasculares que podem afetar este órgão. A RM do fígado pode ser efectuada com ou sem corante de contraste. A cor de contraste geralmente produz uma imagem mais brilhante e clara do que um exame sem ele.

A ressonância magnética do fígado produz uma imagem muito detalhada que dá aos especialistas um alto grau de precisão no diagnóstico de várias doenças hepáticas. Por exemplo, em dois estudos separados de 2019 e 2018, a ressonância magnética permitiu que os profissionais médicos diagnosticassem com precisão a doença do fígado gorduroso e o câncer de fígado em mais de 75% das pessoas que fizeram os exames. Uma ressonância magnética é considerada o teste de escolha para detetar lesões cancerosas e não cancerosas (benignas) no fígado. A ressonância magnética é frequentemente preferida em relação à tomografia computorizada porque os exames de ressonância magnética não são expostos a radiações e a exatidão das imagens não depende da competência do técnico que efectua o exame. Além disso, se necessário para confirmar o diagnóstico, a RM pode ser utilizada para identificar o local adequado para a biopsia.

Quando é que é necessária uma ressonância magnética do fígado?

O médico pode pedir uma ressonância magnética do fígado por várias razões. Este exame pode ser utilizado para monitorizar a evolução de uma doença e a forma como o organismo está a responder ao tratamento. Também pode ser utilizado para ajudar a diagnosticar doenças como:

- ➢ Cancros do fígado;
- ➢ Tumores ou crescimentos benignos do fígado;
- ➢ Cirrose;
- ➢ Doença do fígado gordo;
- ➢ Hepatite.

Se tiver um fator de risco - como a genética, o abuso de álcool ou a diabetes - para problemas de saúde relacionados com o fígado e estiver a sentir sintomas, o seu médico pode optar por uma RMN como ferramenta de diagnóstico altamente precisa e minimamente invasiva.

Os sintomas que podem indicar um distúrbio hepático incluem:

- ➢ Inchaço abdominal;
- ➢ Inchaço nas pernas;
- ➢ Contusões fáceis;
- ➢ Alteração da cor da urina ou das fezes;
- ➢ Icterícia;
- ➢ Perda de apetite;
- ➢ Pontos fracos;
- ➢ Náuseas.

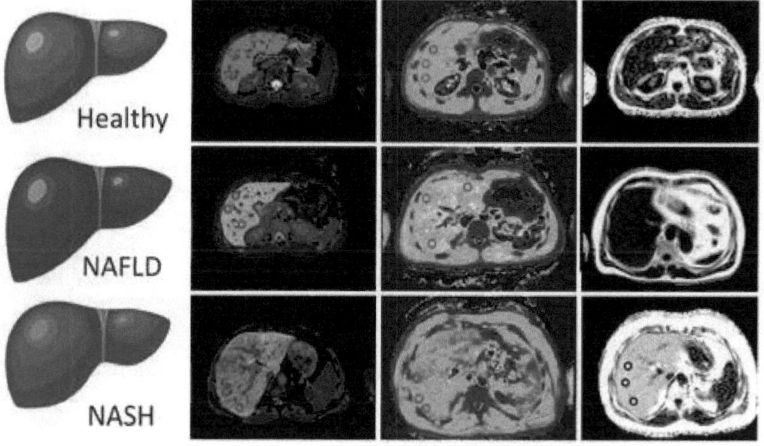

Figura 27. Primeiras orientações europeias sobre a utilização da RM multiparamétrica na doença do fígado gordo

Como é efectuada a ressonância magnética do fígado?

Eis o que esperar antes, durante e depois de uma ressonância magnética.

Antes da digitalização

Antes de efetuar uma RM ao fígado, o seu médico irá rever o seu historial clínico e quaisquer alergias que possa ter - especialmente a soluções de contraste. Poderá não ser candidato a uma RM se tiver dispositivos implantados que possam ser deslocados ou deslocados pelos ímanes da máquina de RM. Se for autorizado a fazer uma ressonância magnética, o seu médico ajudá-lo-á a marcar uma hora para este procedimento. A RM pode ser efectuada num hospital, num consultório médico ou num centro de consulta externa. Em muitos casos, o seu médico pedir-lhe-á que não coma nem beba durante 4 horas antes do exame, embora os medicamentos com um gole de água não façam normalmente mal. Ser-lhe-á pedido que se dispa e volte a vestir a roupa durante o exame. Deve retirar as jóias ou objectos que contenham metal.

Durante o exame

Quando estiver pronto para fazer o exame, será levado para a área de exame e ser-lhe-á pedido que se deite na mesa do scanner. Esta mesa entra e sai da máquina de ressonância magnética. Poderá ser-lhe pedido que coloque auscultadores e seleccione música durante o exame, uma vez que o aparelho que realiza o exame pode ser ruidoso. Não sentirá nada durante a ressonância magnética, exceto o movimento de entrada e saída do aparelho. Não se esqueça de informar o seu técnico se se sentir claustrofóbico ou ansioso durante o exame. É importante manter-se o mais imóvel possível durante o exame para obter as melhores imagens. O processo completo pode demorar cerca de 1 hora, embora o tempo efetivo no scanner dependa do seguinte:

- ➢ O tamanho e a forma do seu corpo;
- ➢ Quais as áreas que o seu médico quer verificar;
- ➢ Obtém-se um contraste de cores;
- ➢ Como se mantém imóvel durante o exame.

Que outros exames são utilizados para diagnosticar doenças do fígado?

Existem outras opções para além da ressonância magnética para diagnosticar a doença hepática, mas a ressonância magnética é frequentemente a mais exacta. Outras opções de diagnóstico de doença hepática podem incluir outros exames de imagem, como ultrassom ou tomografia computadorizada, bem como exames de sangue ou uma biópsia. Alguns exames de sangue que podem ajudar a diagnosticar a função ou doença hepática incluem:

> Bilirrubina sérica;

> Albumina sérica;

> Rácio Normalizado Internacional (INR) ou Tempo de Protrombina (PT);

> Fosfatase alcalina sérica;

> Alanina transaminase (ALT);

> Aspartato transaminase (AST);

> Gama glutamil trans peptidase;

> Desidrogenase láctica;

> 5'-nucleotidase;

> Alfa-fetoproteína;

> Anticorpos mitocondriais;

> Soro de alfa-1 antitripsina.

O seu médico pode pedir um ou mais testes, dependendo dos seus sintomas, bem como do seu historial médico pessoal e familiar.

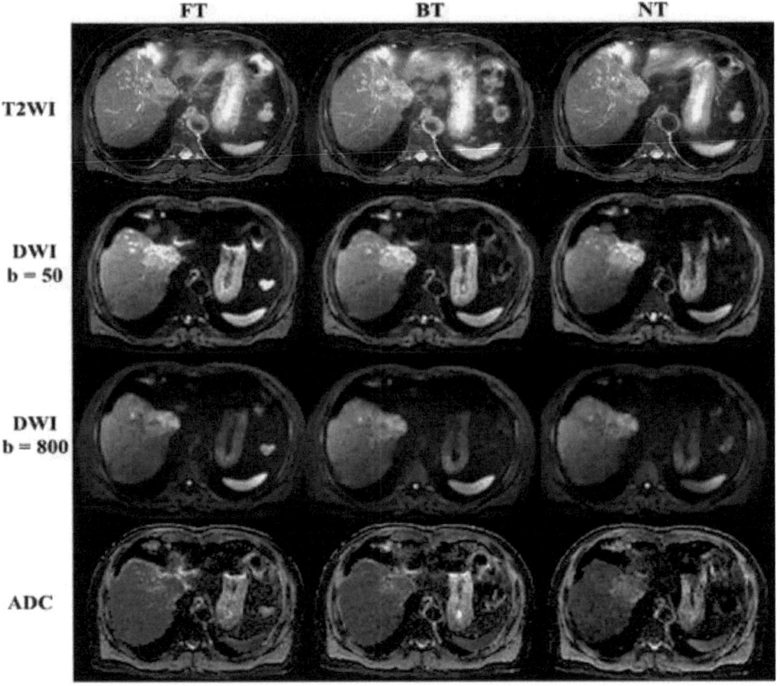

Figura 28. Que outros exames são utilizados para diagnosticar doenças hepáticas?

Se estou em risco de ter problemas de fígado, devo fazer uma ecografia de rotina?

Normalmente, não é recomendada uma ecografia de rotina, a não ser que o médico esteja a monitorizar um problema de saúde específico. Se existir um risco familiar ou pessoal de doença hepática, o seu médico recomendará exames adequados para verificar a evolução de quaisquer perturbações hepáticas. A ressonância magnética é um método não invasivo para examinar doenças do fígado e outras alterações estruturais. Embora o exame em si seja indolor, uma RM que utilize corante de contraste pode exigir acesso intravenoso. As pessoas claustrofóbicas ou com determinados tipos de dispositivos implantados podem não ser candidatas a uma RM ao fígado. Fale com o seu médico sobre o seu estado de saúde individual e factores de risco para saber se uma RM ao fígado é adequada para si.

Os avanços técnicos em termos de hardware e software em RM levaram à introdução de sequências de impulsos rápidos para reduzir ou eliminar artefactos de movimento que anteriormente causavam limitações na imagiologia por RM do abdómen. Embora, na maioria dos casos, a RM não forneça características suficientes para identificar e caraterizar os tumores hepáticos, a imagem é útil para a morfologia das lesões focais do fígado, o que fornece as informações necessárias para o diagnóstico. A imagiologia por RM com injeção de material de contraste é utilizada para diferenciar a intensidade do sinal da lesão e do tecido hepático e para diferenciar o seu padrão de realce. Atualmente, a utilização de material de contraste na imagiologia hepática é necessária e atingiu um consenso geral. Alguns dos agentes de contraste utilizados na imagiologia hepática incluem: Agente de contraste extracelular, agente de contraste hepático-biliar e agente de contraste do sistema reticuloendotelial. O objetivo da utilização de material de contraste nas imagens de RM é melhorar a capacidade de deteção. Para além da informação morfológica, a imagem por ressonância magnética também nos dá informação funcional. Foram desenvolvidas novas técnicas, como a difusão e a perfusão, e o seu papel na clínica tem vindo a aumentar.

Metodologia

O equipamento técnico do aparelho de RM, a seleção das sequências de impulsos e a utilização do material de contraste mais adequado devem ser considerados na imagiologia da área do fígado, de modo a obter imagens de elevada qualidade. Atualmente, os padrões necessários para a imagiologia do fígado incluem um campo magnético forte ($\geq 1,0T$), gradientes rápidos e bobinas de superfície de matriz faseada. As bobinas de phased array proporcionam uma SNR forte e imagens de alta qualidade. Recentemente, o desenvolvimento da imagiologia paralela identificou a diferença entre as sensibilidades das bobinas de matriz faseada para acelerar o tempo de varrimento. A rápida mudança de gradientes requer sequências rápidas, tais como: True FISP e eco planar imaging, utilizando sequências com TR e TE curtos. A fim de reduzir o artefacto de movimento e aumentar a SNR e a CNR, é muito importante escolher a sequência correcta e alterar os parâmetros.

O que é uma ressonância magnética das vias biliares?

A ressonância magnética das vias biliares (MRCP) é um método de imagiologia médica não invasivo utilizado para diagnosticar doenças da vesícula biliar e das vias biliares. Neste método, utilizando um forte campo magnético e ondas de rádio, obtêm-se imagens exactas da vesícula biliar e das vias biliares. Depois, ao examinar estas imagens, o médico responsável descobre os problemas e as doenças desta parte do corpo.

O que é que uma ressonância magnética das vias biliares mostra?

Alguns dos aspectos que uma ressonância magnética da vesícula biliar pode mostrar são:

- ➢ **Cálculos biliares:** A CPRM pode detetar cálculos biliares e mostrar a sua localização exacta.
- ➢ **Infeção:** Este procedimento detecta infecções dos canais biliares e determina se estas estão a causar o bloqueio do canal biliar.
- ➢ **Tumores:** A RM da vesícula biliar detecta tumores nos canais biliares e mostra a sua localização.
- ➢ **Outras doenças:** A CPRM é útil no diagnóstico de outras doenças que podem afetar as vias biliares. Por exemplo, o diagnóstico de doenças hepáticas como o fígado gordo, a cirrose e a hepatite.

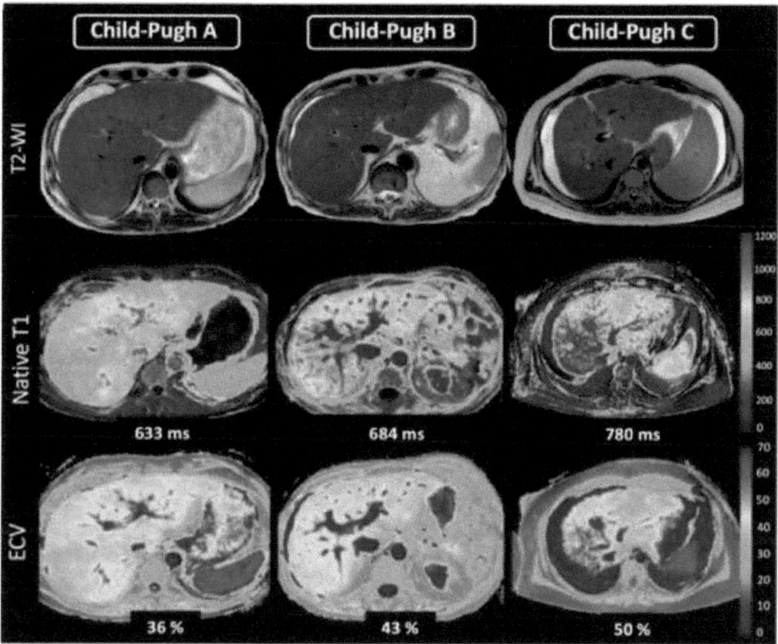

Figura 29. Avaliação da gravidade da cirrose hepática com a RM da fração do volume extracelular

Quais são as vantagens da ressonância magnética da vesícula biliar em relação a outros métodos?

A vantagem deste método em comparação com outros métodos de imagiologia para o diagnóstico de doenças da vesícula biliar é que são obtidas imagens exactas da vesícula biliar e dos canais biliares de forma não invasiva e sem necessidade de cirurgia para o doente. Este método também ajuda a identificar as doenças da vesícula biliar com maior rapidez e exatidão. Um caso que pode levar a um diagnóstico e tratamento mais rápidos de doenças nesta área do corpo.

Outros benefícios da MRCP incluem:

> **Imagens de alta qualidade**

A RM da vesícula biliar fornece imagens detalhadas e de alta qualidade do sistema de ductos biliares.

> **Imagens tridimensionais**

A CPRM é capaz de produzir imagens em 3D dos canais biliares, o que ajuda o médico a ver a estrutura exacta dos canais biliares.

> **Método rápido**

Neste método, normalmente não há necessidade de hospitalizar o doente. Por conseguinte, o doente pode ir para casa imediatamente após o teste.

> **Não utilização de raios X**

Não utiliza feixes de raios X, pelo que reduz os problemas relacionados com a radiação.

Como é que me preparo para uma RM das vias biliares?

Deve jejuar durante cerca de 6 horas antes de fazer o trabalho e evitar beber água, mascar pastilha elástica e fumar. Além disso, não ingerir alimentos gordos, produtos lácteos e flatulência antes de iniciar o jejum. Levar consigo os documentos médicos relacionados com o trabalho e entregar os documentos necessários à rececionista quando aceitar a cópia. A utilização de medicamentos essenciais deve ser feita com o parecer do seu médico especialista. Se sofre de diabetes ou de doença renal, consulte o seu médico para efetuar este exame. É preferível usar roupa confortável e aberta para maior conforto durante o exame. Deve evitar tomar medicamentos que contenham ferro no dia anterior à RMN. Deve retirar as jóias e todos os metais que tenha no corpo antes da RM.

Massa hepática benigna e sua visão geral

As massas ou lesões benignas (não cancerosas) no fígado são relativamente comuns.

Hemangioma (também chamado hemangioma)

➢ As lesões sólidas benignas mais comuns do fígado;

➢ Representa lesões vasculares congénitas que contêm tecido fibroso e pequenos vasos sanguíneos que acabam por se desenvolver;

➢ O tamanho varia de pequeno (1 cm ou menos) a hemangiomas cavernosos gigantes (10 a 20 cm);

➢ A rutura espontânea (hemorragia) é rara.

Adenomas hepáticos

➢ Neoplasias sólidas benignas do fígado;

➢ É mais frequente em mulheres jovens;

➢ Geralmente solitários, embora possam ocorrer múltiplos adenomas;

➢ Fator de risco: utilização anterior ou atual de contraceptivos orais, embora possa ocorrer mesmo sem a utilização de contraceptivos orais;

➢ É acompanhada de rutura espontânea com hemorragia intraperitoneal e risco de cancro (hepatocarcinoma).

Hiperplasia nodular focal (HNF)

➢ Outra lesão sólida benigna do fígado;

➢ É mais comum em mulheres em idade fértil (semelhante ao adenoma), embora a associação com a utilização de pílulas contraceptivas orais não seja clara;

➢ Normalmente não se rompem espontaneamente;

➢ Não têm um risco significativo de desenvolver cancro.

Quistos hepáticos

➢ Estruturas hepáticas cheias de fluido.

Os diferentes tipos de quistos hepáticos são

1. Quistos hepáticos simples;

2. Quisto biliar;

3. Quistos parasitários;

4. Cistadenoma.

O fígado é o maior órgão interno do corpo, pesando entre 1300 e 1600 gramas em adultos saudáveis. O fígado desempenha um papel importante e extenso na manutenção da homeostase e no metabolismo do organismo. Esta questão faz com que o fígado seja afetado por vários tipos de doenças e seja um órgão relativamente vulnerável. Por outras palavras, qualquer doença ou perturbação que afecte o metabolismo normal do organismo pode também afetar o fígado. Entre estas doenças, podemos mencionar as massas hepáticas.

Função hepática

Algumas das funções que o fígado desempenha no organismo são as seguintes

> ➢ Todos os alimentos que são absorvidos no intestino e no sistema digestivo vão para o fígado através de uma veia chamada veia porta, onde são alterados para que possam ser utilizados por outros tecidos do corpo;
>
> ➢ Os medicamentos orais, tal como os alimentos, depois de serem absorvidos no trato digestivo, passam primeiro pelo fígado, onde são convertidos na sua forma ativa;
>
> ➢ O fígado elimina do organismo, através da bílis, muitas toxinas e compostos em excesso no plasma sanguíneo;
>
> ➢ Muitas proteínas do plasma sanguíneo ou do soro são produzidas pelas células do fígado;

➢ O fígado está envolvido no sistema imunitário do organismo e na resistência às infecções;

➢ O fígado armazena várias substâncias como o ferro, o glicogénio, os triglicéridos e as vitaminas.

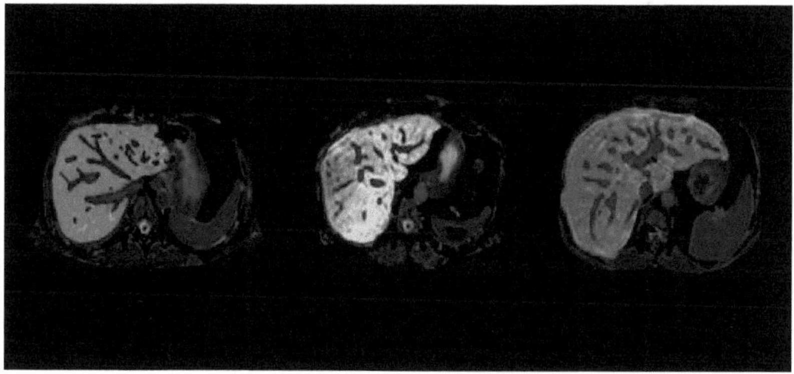

Figura 30. Serviços extra Lumen

No livro de patologia de Robbins, está escrito o seguinte sobre a função do fígado no corpo: No cruzamento entre o sistema digestivo e outros órgãos do corpo, o fígado desempenha um papel importante na manutenção da homeostase metabólica do corpo. Estes papéis e funções do fígado incluem o processamento dos aminoácidos, hidratos de carbono, lípidos e vitaminas dos alimentos, a produção de proteínas séricas e a desintoxicação e eliminação de toxinas e substâncias biológicas estranhas através da bílis. Por outras palavras, todos os alimentos que são absorvidos pelo sistema digestivo, bem como muitos medicamentos orais e até venenos, chegam primeiro ao fígado através da circulação sanguínea, onde são metabolizados ou processados. O fígado é sensível a factores metabólicos, tóxicos, microbianos e sanguíneos. Em alguns casos, a doença manifesta-se principalmente no tecido hepático. Noutros casos, doenças comuns nos seres humanos, como a insuficiência cardíaca (especialmente a insuficiência cardíaca direita), a diabetes e as infecções extra-hepáticas afectam frequentemente o fígado de forma secundária.

O fígado tem uma reserva funcional muito grande e em todas as doenças hepáticas, exceto as muito rápidas e agudas, verifica-se uma renovação do tecido hepático. Numa pessoa normal, a remoção de 60% do tecido hepático por cirurgia (hepatectomia) conduz a uma perturbação parcial ou temporária do fígado e o tecido hepático é renovado no prazo de 4 a 6 semanas, ou seja, o fígado tem a capacidade de regenerar o tecido. Mesmo que as células do fígado sejam extensivamente necrosadas e destruídas, mas a estrutura do tecido conjuntivo do fígado seja preservada, o tecido hepático regressará quase completamente. Até agora, vimos brevemente quais são as funções e tarefas do fígado e também examinámos, em certa medida, a reação do tecido hepático contra as doenças.

Massas hepáticas

Existem diferentes tipos de massas hepáticas e estas não são necessariamente um fenómeno perigoso. Nos seguintes casos

> Tipos de massas hepáticas;
> Imagiologia hepática;
> Cancro do fígado (CHC) e seus sintomas.

Tipos de massas hepáticas

Em algumas doenças, especialmente nos cancros, podem ser observadas massas de células tumorais benignas ou malignas no interior do fígado. Claro que, felizmente, nem todas as massas são uma noz. Nem todas as massas hepáticas são necessariamente massas cancerosas. Por conseguinte, se encontrar um nódulo no fígado, não se preocupe imediatamente. Os tipos de massas hepáticas dividem-se em quistos hepáticos, nódulos (uma espécie de protuberância) e tumores hepáticos.

Abcessos hepáticos

É provável que já tenha ouvido falar de abcessos hepáticos ou quistos hepáticos. Os quistos hepáticos têm frequentemente origem em infecções parasitárias, como a ameba e o equinococo, e, segundo as estatísticas, são comuns nos países em desenvolvimento, como o nosso querido país, o Irão. Nos países desenvolvidos, os quistos ou abcessos hepáticos bacterianos são mais comuns do que os quistos hepáticos parasitários. Os quistos hepáticos bacterianos, geralmente designados por quistos hepáticos purulentos, apresentam-se como lesões com um tamanho de vários milímetros a vários centímetros.

Os sintomas dos quistos hepáticos são, normalmente, o facto de a pessoa afetada ter febre e, na maioria dos casos, sentir dores na zona superior direita do abdómen (onde se encontra o fígado) e também o facto de o fígado da pessoa se tornar grande e doloroso. Se os canais biliares extra-hepáticos estiverem bloqueados, também se pode observar iterícia ou iterícia. Se observar estes sintomas, consulte um médico. Para o tratamento dos quistos hepáticos, se as lesões forem pequenas, são utilizados antibióticos ou medicamentos antiparasitários e, se as lesões forem maiores, é utilizada a drenagem cirúrgica do quisto ou do abcesso. Em caso de diagnóstico e tratamento atempados do abcesso hepático, a probabilidade de salvar o doente é superior a 80%, caso contrário, existe mesmo o risco de morte devido ao quisto hepático. Por conseguinte, se os sintomas de um abcesso hepático se manifestarem, é importante consultar um médico. Outro tipo de massas hepáticas são os tumores e as massas cancerosas do fígado, que na maioria dos casos têm a chamada origem metastática e são originários de outro órgão visceral que não o fígado.

O que é a metástase?

Se tem uma pergunta, o que é a metástase? Devemos dizer que a metástase, em palavras simples, é a disseminação de células cancerígenas do local do tumor primário para outros órgãos e tecidos do corpo.

Os cancros do fígado mais comuns

Os cancros do fígado mais comuns são os cancros metastáticos do fígado, o que significa que o tumor primário se desenvolveu noutro órgão que não o fígado e que as células tumorais se espalharam pelo sangue e envolveram também o fígado. Normalmente, a localização do tumor primário que metastiza para o fígado é no cólon, no intestino, no pulmão ou na mama. Diz-se que um fígado saudável e normal é mais sensível às metástases do cancro do que um fígado cirrótico. As massas hepáticas podem causar uma sensação de peso ou desconforto na região epigástrica. Os doentes com cancro do fígado metastático recorrem normalmente aos centros médicos com queixas ou sintomas como fraqueza e perda de apetite, iterícia, ascite (inchaço ou acumulação de líquido no abdómen) e dor na parte superior direita do abdómen.

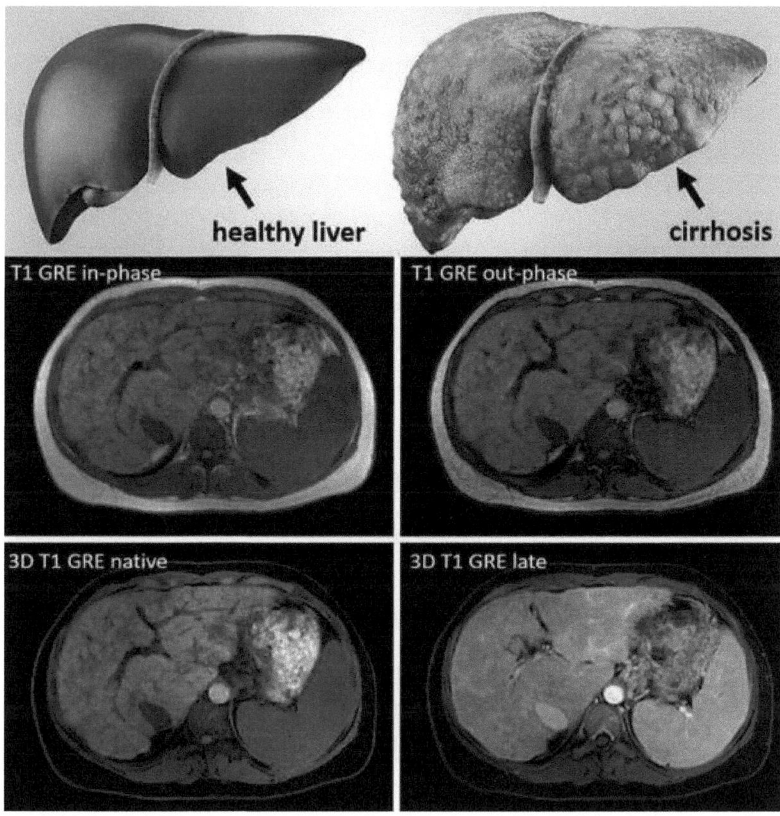

Figura 31. Imagens de RM de alta resolução do fígado cirrótico a 1,5

Esperança de vida dos doentes com metástases hepáticas

A esperança de vida dos doentes com metástases hepáticas ou cancro do fígado metastático depende da localização primária do tumor e da fase da doença em que o cancro foi diagnosticado e em que foram tomadas medidas de tratamento. Em geral, quando uma massa cancerosa entra na fase de metástase, torna-se difícil controlar a doença. Felizmente, hoje em dia, com inúmeros métodos de diagnóstico e tratamento do cancro do fígado metastático, é possível abrandar ou parar o curso da doença e ajudar a aumentar a esperança de vida dos doentes com metástases hepáticas.

Tumores benignos e nódulos hepáticos

Outra discussão relacionada com os tipos de massas hepáticas são os tumores benignos e os nódulos hepáticos.

Hemangiomas cavernosos do fígado

As lesões hepáticas benignas mais comuns são denominadas hemangiomas cavernosos do fígado e, contrariamente ao seu nome, podem parecer assustadoras. (Um hemangioma é uma massa benigna que ocorre no revestimento dos vasos sanguíneos.) O único grande problema dos hemangiomas cavernosos do fígado é que podem ser confundidos com tumores hepáticos metastáticos.

Adenoma hepático

O adenoma hepático é outro tipo de tumor hepático benigno que se desenvolve frequentemente em mulheres jovens que tomam pílulas contraceptivas orais (PCO) e regride quando param de as tomar. O adenoma hepático pode ser confundido com cancro maligno do fígado quando se apresenta como uma massa hepática. O adenoma hepático pode tornar-se perigoso em determinadas condições. O adenoma hepático é assintomático em quase metade dos doentes. Os sintomas do adenoma hepático manifestam-se sobretudo sob a forma de dor na parte superior direita do abdómen e, em casos mais graves, de hemorragia intra-abdominal aguda. Os doentes sintomáticos com adenoma do fígado são tratados com cirurgia e remoção do adenoma.

Nódulos hepáticos

Os nódulos hepáticos incluem hiperplasia nodular local, nódulos macro regenerativos e nódulos displásicos. Estes nódulos são, na sua maioria, massas não cancerosas e não são preocupantes.

Imagiologia hepática

Um dos métodos eficientes e eficazes de diagnóstico de massas e tumores hepáticos é a imagiologia. Esta imagiologia pode ser efectuada de diferentes formas, mas normalmente utiliza-se mais a ecografia e a TAC. Se tem informações sobre a ecografia hepática ou sobre a ecografia em geral, pode ter encontrado os termos ecogenicidade ou massas hipoecogénicas.

O que é a ecogenicidade? O que é uma massa hipoacústica no fígado? E a existência de uma massa hipoacústica no fígado é perigosa?

Sabe que no método de ultra-sons, as ondas de ultra-sons são enviadas para o interior através de uma sonda e a reflexão ou eco resultante da colisão destas ondas com os órgãos internos do corpo é recebida pelo aparelho e convertida numa imagem.

O que significa o termo massa hipoacumulativa no fígado?

A ecogenicidade é o nível de capacidade ecogénica das partes do corpo para lidar com as ondas de ultra-sons. Além disso, o tecido com baixa ecogenicidade é denominado hipoecóico. O tecido hepático normal e saudável tem uma consistência macia, mas as massas hepáticas são hipoecogénicas porque são normalmente compactas e duras. As massas hipoecogénicas do fígado podem ser benignas ou malignas. A tomografia computorizada e outros exames são necessários para determinar a natureza maligna ou benigna das massas hipoecogénicas do fígado.

A massa hipoacusada no fígado é perigosa?

Deste modo, não se pode afirmar com certeza que a presença de uma massa hipoacumulativa no fígado é perigosa, porque esta massa pode não ser cancerosa e nem sequer requer tratamento.

Cancro do fígado (CHC) ou massa maligna do fígado e seus sintomas

O cancro do fígado, também designado carcinoma hepatocelular (CHC), representa mais de 5% dos casos de cancro no mundo. Muitos factores podem estar envolvidos na ocorrência de cancro do fígado, incluindo: Idade, sexo, produtos químicos, vírus, substâncias químicas, hormonas, álcool e alimentação. Os principais factores que levam à ocorrência de cancro do fígado são: Infeção viral das hepatites B e C, cirrose alcoólica e hemocromatose.

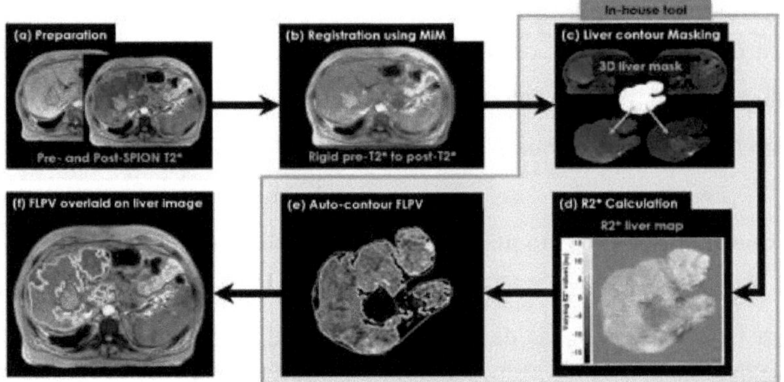

Figura 32. Quantificação da heterogeneidade hepática através de R2*-MRI

O cancro do fígado tem sintomas silenciosos?

O diagnóstico do cancro do fígado não é muito fácil e os seus sintomas são normalmente designados por sintomas silenciosos do cancro do fígado. O cancro do fígado pode apresentar-se como hepatomegalia silenciosa (aumento do fígado) em doentes que já tenham cirrose ou doenças subjacentes. Alguns doentes podem sentir dores na região epigástrica (na parte superior do abdómen) ou perder peso. Os resultados laboratoriais (resultados de análises) também são úteis, mas, infelizmente, não têm uma especificidade elevada para diagnosticar o cancro primário do fígado. No entanto, o cancro do fígado está normalmente associado a outras doenças e perturbações subjacentes, o que torna o seu diagnóstico diferencial algo difícil.

Esperança de vida dos doentes com cancro do fígado

A esperança média de vida dos doentes com cancro do fígado é de 7 meses, podendo morrer devido a uma das seguintes situações: Perda de peso grave, insuficiência hepática com coma hepático e, raramente, rutura do tumor com hemorragia fatal. O cancro das células hepáticas ou o carcinoma hepatocelular podem ser tratados se forem diagnosticados a tempo. O cancro do fígado pode ser tratado de várias formas, incluindo o transplante de fígado, a remoção de parte do tecido hepático, a radioterapia e a quimioterapia.

Tratamento de vários tipos de massas hepáticas

O método de tratamento das massas hepáticas pode ser diferente consoante o seu tipo e a idade e condição física do doente. No tratamento do cancro do fígado secundário ou metastático, procura-se normalmente suprimir os sintomas da doença e aumentar o tempo de vida do doente. Este tipo de tratamento é designado por tratamento paliativo. No entanto, também podem ser utilizados métodos como a quimioterapia ou a radioterapia para tratar o cancro do fígado metastático. Para tratar os tumores cancerígenos do fígado, se o tumor ainda for pequeno ou envolver apenas uma pequena parte do fígado, o tumor é removido cirurgicamente do corpo.

Um dos métodos eficazes para o tratamento de tumores cancerosos primários do fígado é o método RF. O método RF é um método local para destruir as células cancerígenas. Neste método, um fluxo de ondas de rádio de alta frequência é direcionado para o local do tumor utilizando um dispositivo para destruir as células tumorais através da geração de calor local. Este procedimento é efectuado sem cirurgia e com a ajuda de anestesia local. Os quistos hepáticos, se forem grandes ou se houver risco de rutura, devem ser removidos cirurgicamente. Nalguns casos, segundo o critério do médico, a cirurgia pode não ser necessária e o médico drena o líquido no interior do quisto hepático com uma agulha e através da pele. No processo de tratamento dos quistos hepáticos, são normalmente utilizados medicamentos antiparasitários, uma vez que a origem dos quistos hepáticos são normalmente parasitas como o Echinococcus. As massas e lesões hepáticas benignas requerem, geralmente, tratamentos agressivos como a cirurgia e podem, muitas vezes, ser tratadas com controlo medicamentoso.

Como diagnosticar o cancro do fígado

O carcinoma hepatocelular ou cancro do fígado não pode ser diagnosticado com análises de sangue de rotina. Existe apenas uma análise de sangue específica que pode ser utilizada para diagnosticar o CHC.

Teste AFP no sangue

Este teste é efectuado especificamente para medir a quantidade de alfa-fetoproteína (AFP) no soro. Infelizmente, apenas cerca de metade dos tumores apresentam níveis elevados de AFP. Por conseguinte, uma análise sanguínea normal da AFP não indica normalmente a presença de cancro do fígado. Por este motivo, a questão torna-se mais complicada se considerarmos o facto de a AFP também ser produzida pela proliferação de células do fígado. Assim, uma pessoa com cirrose e regeneração do fígado provavelmente já tem níveis elevados de AFP. Por isso, os médicos querem frequentemente verificar se os níveis de AFP no sangue estão estáveis ou não. Níveis elevados de AFP são mais indicativos de CHC. Mesmo nos casos em que as pessoas com cirrose não apresentam sintomas detectáveis e não têm AFP anormal, o risco de desenvolver cancro do fígado continua a ser elevado. Qualquer pessoa com cirrose e AFP elevada, especialmente com níveis de AFP persistentemente elevados, tem maior probabilidade de desenvolver ou ter cancro do fígado.

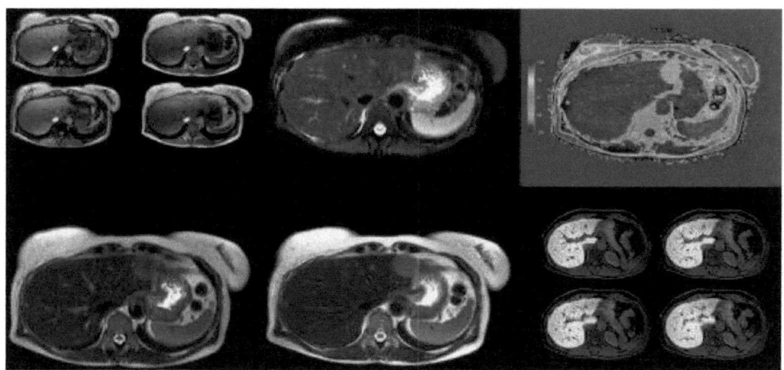

Figura 33. Ressonância magnética do fígado com os métodos mais recentes, Universidade de Bona - FieldStrength MRI

Ultrassom do fígado

A ecografia é normalmente o primeiro exame de rastreio realizado quando há suspeita de CHC. A precisão da ecografia depende muito do técnico ou radiologista que a realiza. Alguns operadores experientes podem ser capazes de detetar lesões (áreas de tecido anormal) tão pequenas como 0,5 cm. A ecografia tem vantagens como a ausência de radiação ionizante e de contraste intravenoso (injeção de um produto químico no corpo para melhorar o contraste da imagem). O custo da ecografia é também inferior ao de outros exames.

Tomografia computorizada do fígado

Quando a imagiologia é realizada com um agente de contraste, a TAC pode ser tão sensível como a ecografia, uma vez que o agente melhora a imagiologia do sistema arterial e venoso. A TAC é muito menos dependente do operador do que a ecografia. Tem também a vantagem de poder obter imagens de mais áreas do corpo. A TAC é significativamente mais cara do que a ecografia e expõe as pessoas a radiações ionizantes.

Angiografia hepática

Neste método, é introduzido um cateter na artéria hepática e é injectada uma substância intravenosa no fígado. Este método pode ser útil para avaliar lesões difíceis, mas envolve riscos de radiação ionizante, punção arterial e exposição a material de contraste. A angiografia hepática é geralmente efectuada em pessoas de alto risco, mas que não encontraram sinais de CHC com outros exames e imagens. No momento da angiografia, se for detectado um tumor, pode ser decidido bloquear a artéria que alimenta o tumor antes de lhe injetar medicamentos anticancerígenos (quimioembolismo).

Ressonância magnética ou ressonância magnética do fígado

A utilização da ressonância magnética é muito popular para o diagnóstico de tumores do fígado. Este método, tal como a TAC, pode examinar muitas áreas do tórax e do abdómen numa única sessão. No entanto, uma vez que não estão envolvidas radiações ionizantes, a imagiologia pode ser repetida muitas vezes com poucos riscos. Esta tecnologia avançou ao ponto de as RM mais recentes poderem reconstruir imagens das vias biliares, da vesícula biliar e dos vasos hepáticos. A utilização de substâncias intravenosas aumenta a sensibilidade do resultado do procedimento, mas também aumenta os custos.

Amostragem ou biopsia do fígado

A única forma clara e inequívoca de distinguir entre o crescimento benigno e maligno do cancro do fígado é examiná-lo, retirando uma amostra de tecido e examinando-a ao microscópio. Este processo é designado por biópsia. A biopsia pode ser realizada ao mesmo tempo que uma ecografia ou uma TAC.

Laparoscopia hepática

Neste procedimento, o cirurgião insere um instrumento chamado laparoscópio (um tubo fino e flexível com uma câmara e uma luz na ponta) no corpo através de uma pequena incisão no abdómen. O laparoscópio permite que o cirurgião olhe diretamente para o fígado para avaliar se existem sinais de cancro do fígado.

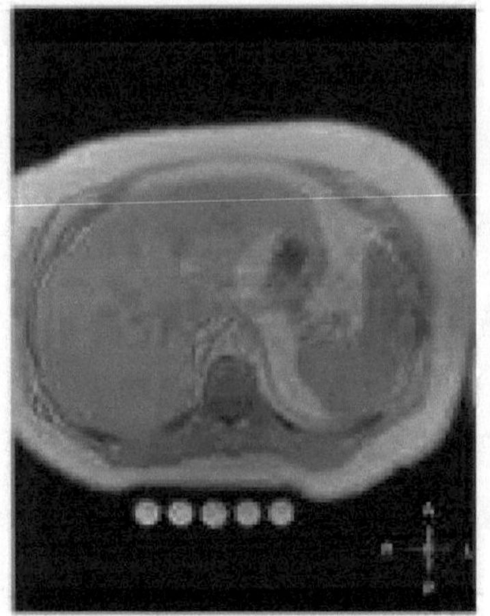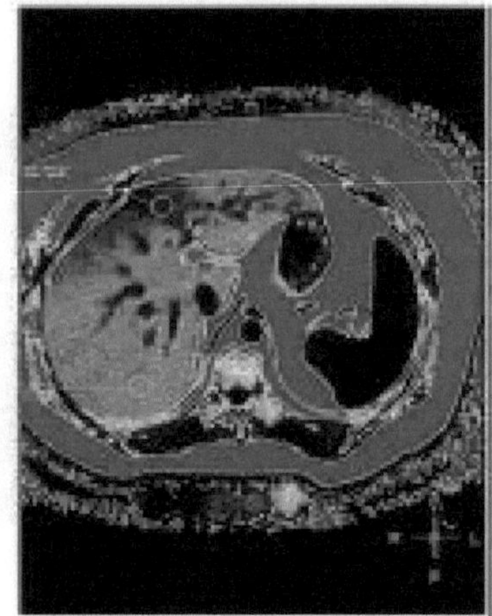

Figura 34. Utilização da RMN para diagnosticar com precisão a doença do fígado gordo

Capítulo IV
Ressonância magnética do coração

A RM cardíaca é uma tecnologia de imagiologia avançada e não invasiva para avaliar a estrutura e a função do coração, que utiliza um forte campo magnético e ondas de rádio para produzir imagens pormenorizadas do coração e dos vasos sanguíneos. Neste método, o doente é colocado dentro de um túnel que tem um forte campo magnético. A RM cardíaca é uma técnica de imagiologia avançada com ondas de rádio e um campo magnético que mostra imagens pormenorizadas do coração e dos vasos sanguíneos, das paredes do coração, das artérias e das válvulas. Para além disso, é uma ferramenta que permite compreender melhor a função cardíaca e diagnosticar doenças cardíacas como a estenose da artéria coronária, doenças inflamatórias do coração e defeitos das válvulas cardíacas. Este método é muito ideal para os doentes em termos de segurança, uma vez que não utiliza raios X e o processo não é invasivo, além de ter uma elevada precisão e reprodutibilidade.

O que é a ressonância magnética cardíaca?

O que é a RMN e como é efectuada? A RM cardíaca é uma tecnologia de imagiologia avançada e não invasiva para avaliar a estrutura e a função do coração, que utiliza um forte campo magnético e ondas de rádio para produzir imagens detalhadas do coração e dos vasos sanguíneos. Neste método, o doente é colocado dentro de um túnel que tem um forte campo magnético. Depois, as ondas de rádio são enviadas para o corpo e recebidas por antenas de sensores. Estas ondas de rádio produzem sinais que acabam por se transformar em imagens pormenorizadas do coração e dos vasos sanguíneos. A RM cardíaca fornece informações sobre a estrutura do coração, a sua função e as doenças cardíacas.

Por que razão é efectuada a RM cardíaca?

Este método é realizado por várias razões e ajuda o médico a obter informações pormenorizadas sobre a estrutura e a função do coração e a diagnosticar doenças cardíacas. As razões para efetuar este tipo de imagiologia são:

> Avaliar a função das câmaras e das válvulas do coração, o tamanho e o fluxo sanguíneo das artérias principais e os tecidos que rodeiam o coração, como o pericárdio;

> Diagnóstico de várias doenças cardíacas, como tumores, infecções e inflamações;

> Avaliação do impacto das doenças das artérias coronárias, como a limitação do fluxo sanguíneo para o músculo cardíaco e a cicatriz no interior do músculo cardíaco após o diagnóstico de ataque cardíaco;

> Planear o tratamento de um doente com perturbações cardiovasculares;

> Monitorização e acompanhamento da progressão de determinadas doenças ao longo do tempo;

> Avaliação do efeito das alterações cirúrgicas, especialmente nas cardiopatias congénitas;

> Avaliação da anatomia e da função do coração e dos vasos sanguíneos em crianças e adultos com doença cardíaca congénita.

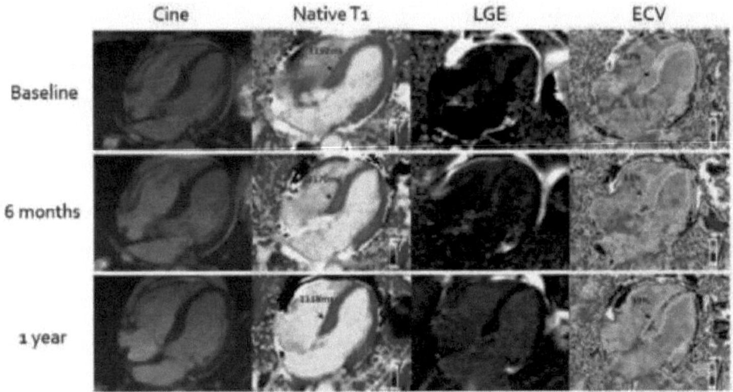

Figura 35. A RM avançada beneficia os doentes com doença de
endurecimento do coração

Quem deve fazer uma ressonância magnética do coração?

Este método é necessário para diagnosticar doenças cardíacas e os casos
seguintes, pelo que estas pessoas são boas candidatas a este teste:

- ➤ Doença arterial coronária;
- ➤ Massa cardíaca e tromboses;
- ➤ Anomalias do pericárdio;
- ➤ Cardiomiopatia;
- ➤ Doença cardíaca congénita;
- ➤ Arritmia (quais são os sintomas da arritmia cardíaca?);
- ➤ Doença da aorta.

Quem não deve efetuar uma RMN do coração?

Este método é seguro e não tem muitas limitações, mas algumas pessoas
não o devem utilizar:

- ➤ A realização deste procedimento durante a gravidez pode ser
  indesejável, especialmente durante o período em que esta
  imagiologia requer a utilização de material radioativo;

➤ Alguns dispositivos e materiais, objectos metálicos, como implantes cardíacos, e pinos metálicos podem interferir com a imagiologia por RM cardíaca e ter um efeito negativo no resultado;

➤ Em alguns casos, a cardiologia é realizada com material radioativo, que é alérgico a algumas pessoas.

➤ Pessoas que têm problemas renais ou anomalias renais;

➤ As pessoas com asma, falta de ar, claustrofobia ou problemas respiratórios não são boas candidatas.

Vantagens da ressonância magnética cardíaca

Este método tem muitos méritos e vantagens em relação a outros métodos de imagiologia, que incluem:

➤ Este método permite aos médicos avaliar a estrutura e a função do coração com imagens de elevado pormenor, o estado das superfícies e a função das paredes do coração, a forma e o volume dos ventrículos, a estrutura e a função das válvulas e dos vasos cardíacos. Um diagnóstico exato e abrangente ajuda os médicos a diagnosticar doenças cardíacas em fases iniciais e a determinar o tratamento adequado;

➤ Este método utiliza ondas de rádio e um campo magnético para obter imagens do coração e não utiliza raios X. Isto significa que não há radiação elevada para o corpo do doente. Esta caraterística é uma vantagem importante, especialmente para pessoas que necessitam de imagens frequentes, como crianças e mulheres grávidas;

➤ A possibilidade de examinar e diagnosticar a escuridão dos vasos cardíacos, a formação de coágulos sanguíneos e o estreitamento das artérias;

> Para além do diagnóstico de doenças cardiovasculares, este método
> também detecta doenças cardíacas congénitas, ataque cardíaco,
> medição de anomalias cardíacas, complexos reguladores do
> coração e identificação do estado dos vasos do coração.

Como é efectuada a ressonância magnética do coração?

Todo o processo demora entre 15 e 90 minutos e é indolor. O doente tem de se deitar numa cama que entra no scanner em forma de túnel, aberto de ambos os lados. Durante todo o tempo de aquisição de imagens, o doente tem de permanecer imóvel e, por vezes, tem de suster a respiração durante alguns segundos. Pode ser colocado um pequeno dispositivo no tórax ou no abdómen do doente para obter imagens mais nítidas, e um esfigmomanómetro é colocado no doente para medir a sua pressão durante a RM cardíaca. A duração do exame é de 90 minutos, mas existe um botão de alarme na parte lateral do aparelho que pode ser utilizado para chamar o radiologista, se necessário. O aparelho faz muito barulho e é provável que o doente ouça muito barulho durante a aquisição de imagens, pelo que se recomenda normalmente o uso de um telemóvel ou de auscultadores com música. Se tiver medo de espaços fechados (claustrofobia), informe o seu médico com antecedência, pois normalmente esse medo desaparece com analgésicos.

Quanto tempo demora uma RMN do coração?

Todo o processo deste método demora cerca de 60 a 90 minutos do início ao fim.

Precisão da ressonância magnética cardíaca

Durante o processo de RM cardíaca, o dispositivo recolhe informações magnéticas do coração e envia-as para o computador. Um software especial utiliza esta informação para produzir imagens precisas em 3D de secções transversais do coração. Estas imagens têm ajudado os médicos a examinar a estrutura e a função do coração e a diagnosticar doenças. A precisão deste método é muito elevada e permite aos médicos obter imagens das estruturas cardíacas com grande pormenor. As imagens obtidas têm alta resolução e pormenores precisos da estrutura e função do coração. Desta forma, as doenças cardíacas podem ser diagnosticadas em fases iniciais e pode ser determinado o tratamento adequado. No entanto, a precisão final das imagens pode variar com base no equipamento, na formação e na experiência do técnico e do intérprete de imagens, bem como nas condições técnicas e físicas do doente, e pode ser afetada por factores como movimentos indesejados do doente, interferência com objectos metálicos no corpo ou problemas técnicos da máquina de RM. Por conseguinte, a interpretação das imagens e o diagnóstico final devem ser sempre efectuados por um cardiologista.

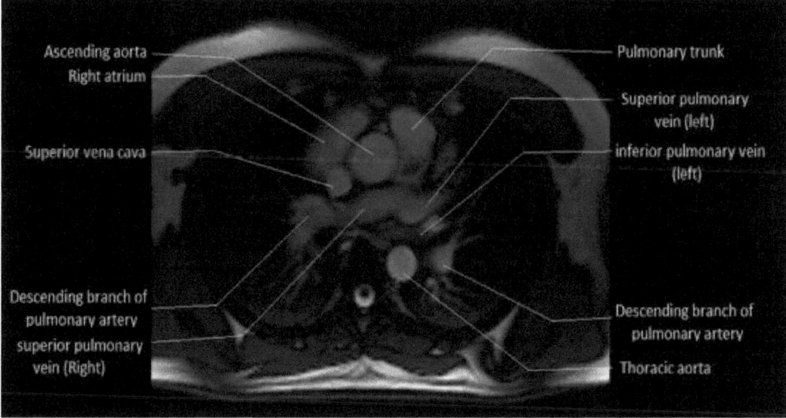

Figura 36. Anatomia do Coração em Ressonância Magnética | Anatomia do Coração em corte axial livre

Pontos importantes antes da ressonância magnética do coração

Antes de efetuar este procedimento, é importante ter em conta alguns pontos:

> Antes da hora marcada para a ressonância magnética cardíaca, informe o seu médico sobre quaisquer doenças, medicamentos que esteja a tomar e quaisquer alergias ou efeitos secundários indesejáveis de exames anteriores;

> Em alguns casos, pode haver restrições alimentares e de consumo de bebidas antes de efetuar este procedimento. É preferível seguir as instruções do médico;

> Antes de entrar na sala, retire todos os acessórios metálicos, tais como relógios, jóias, chaves, óculos e outros objectos metálicos. Os objectos metálicos interferem com o campo magnético;

> Se tiver um pacemaker cardíaco, um pin ou qualquer outro dispositivo eletrónico no seu corpo, não se esqueça de informar o seu médico;

> Se estiver grávida, deve falar com o seu médico;

> Se for alérgico a qualquer tipo de medicamento ou substância, informe o seu médico. Em alguns casos, pode ser necessário interromper temporariamente a toma de medicamentos;

> Em alguns casos, pode ser necessária a injeção intravenosa de material de contraste. Informe o seu médico se você ou os seus familiares são alérgicos ao material de contraste;

> Se se sentir desconfortável ou precisar de apoio durante o procedimento, pode levar um acompanhante consigo.

Por fim, é melhor seguir todas as sugestões e instruções dadas pelo médico para se preparar antes da ressonância magnética cardíaca.

O que deve ser observado após uma ressonância magnética do coração?

> Consumo de muitos líquidos para eliminar o material de contraste;

> Descanse e evite actividades físicas intensas;

> Se tiver sintomas invulgares e graves, consulte imediatamente um médico.

Complicações e riscos da ressonância magnética cardíaca

A cirurgia cardíaca é um procedimento seguro e de baixo risco, mas em alguns casos pode haver complicações e riscos:

> Inchaço, comichão, falta de ar ou reação alérgica devido a sensibilidade ao material de contraste;

> Tonturas, sonolência, náuseas e vómitos devido a sedação antes da RMN;

> Problemas respiratórios, falta de ar, pieira e tosse em pessoas com asma ou gripe;

> Queimadura, deslocação ou falha devido à interferência do campo magnético do dispositivo com dispositivos metálicos no corpo do doente;

> Risco para o feto em mulheres grávidas devido à injeção de material de contraste e ao efeito do eletromagnetismo.

Ressonância magnética cardíaca durante a gravidez

No caso da realização deste procedimento durante a gravidez, deve ser considerada a segurança do feto. Em geral, a RM é efectuada durante a gravidez apenas nos casos necessários em que o benefício do exame para a mãe é superior ao risco da RM para o feto. Relativamente à injeção de material de contraste, ainda não é claro se tem ou não um efeito negativo no feto. Relativamente à análise da utilização da RM durante a gravidez, a decisão final deve ser tomada por uma equipa médica especializada, incluindo um cardiologista e um obstetra, para avaliar os benefícios e os riscos associados à RM cardíaca de acordo com as condições específicas da doente.

A diferença entre a RMN do coração e a ecocardiografia

A ressonância magnética do coração e a ecocardiografia (para que serve a ecografia do coração?) têm diferenças, que enumerámos no quadro abaixo:

Atributos	Ressonância magnética cardíaca	Eco cardiografia
Tipo de imagem	Ondas de rádio	Com ondas sonoras
Imagiologia estrutural	Detalhado e exato nos pormenores	Detalhado com menos pormenor sem pormenor
Imagiologia funcional	Sim	Sim
Imagem em movimento	Sim	Sim
Necessidade de injeção de contraste	Pode ser necessário.	Não é necessário
Custo	Mais	Menos
Segurança durante a gravidez	Não é claro e só deve ser feito em casos necessários.	Seguro

Ressonância magnética cardíaca em crianças

Nas crianças, a ressonância magnética do coração e dos vasos sanguíneos pode ser efectuada para obter um exame detalhado do coração da criança e verificar as suas condições cardiovasculares.

Razões para efetuar uma RMN do coração

É um teste comum utilizado para avaliar e diagnosticar as seguintes doenças e perturbações:

- ➢ Dor no peito, falta de ar ou desmaios;
- ➢ Aumento do tamanho do coração;
- ➢ Espessamento do músculo cardíaco;
- ➢ Insuficiência cardíaca;
- ➢ Doença coronária;
- ➢ Danos, inflamação ou infeção do músculo cardíaco;
- ➢ Problemas ou defeitos nas válvulas cardíacas;
- ➢ Deposição anormal de ferro no coração;
- ➢ Rutura, dilatação, estreitamento ou inflamação da aorta;
- ➢ Problemas pericárdicos do coração, como a pericardite;
- ➢ Cancro e aparecimento de massa no coração;
- ➢ Problemas cardíacos congénitos que estão presentes desde o nascimento.

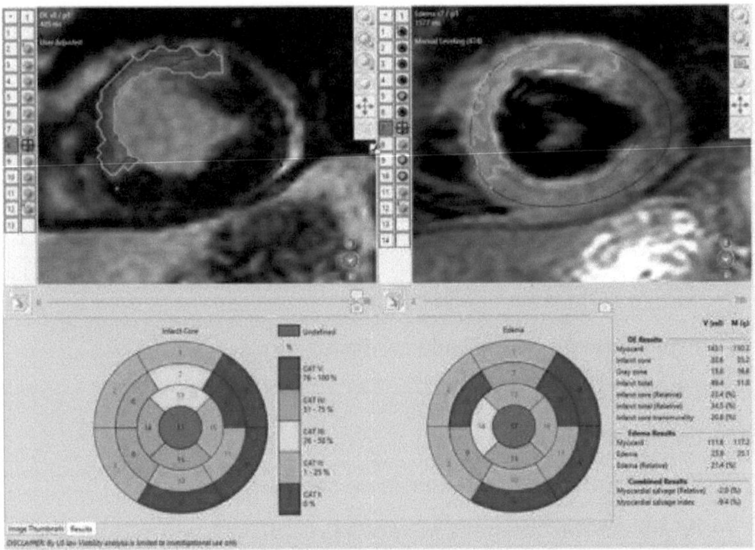

Figura 37. A ressonância magnética cardíaca fornece um diagnóstico preciso para a avaliação da dor torácica na linha da frente

Para além das razões de diagnóstico acima referidas, o médico pode também ter de interpretar a RM cardíaca nos seguintes casos

> Investigar a extensão dos danos no coração do doente após um ataque cardíaco ou uma obstrução das artérias cardíacas;

> Determinar a localização exacta da lesão no coração;

> Avaliação da eficácia do processo de tratamento;

> Planeamento de outro método de tratamento, como a cirurgia;

> Avaliação da taxa de sucesso de uma cirurgia recente.

Uma vez que as complicações da RM são poucas e fornecem imagens claras e exactas, podem ajudar a explicar ou esclarecer os resultados de outros exames, como a TAC e a radiografia, ou mesmo substituí-los.

Quais são os tipos de RMN do coração?

Existem diferentes tipos de RM cardíaca, que mencionaremos em pormenor mais adiante.

Ressonância magnética para avaliar a frequência cardíaca

Neste método, durante o exame, é injetado material de contraste na veia. Desta forma, as áreas do coração que estão com cicatrizes ou que recebem menos sangue não aparecem tão bem nas imagens como outras áreas. Este problema pode indicar doença cardíaca isquémica (falta de fornecimento de sangue e de oxigénio ao coração).

Ressonância magnética para avaliar a função dos ventrículos direito e esquerdo

O ventrículo direito e o ventrículo esquerdo são as duas câmaras inferiores do coração que recebem o sangue das duas câmaras superiores do coração e o bombeiam para as artérias através da contração ou aperto da câmara. Neste tipo de ressonância magnética do coração, é feito um pequeno filme a partir das imagens produzidas para que a forma como o músculo cardíaco se move possa ser claramente vista e avaliada. Desta forma, é possível efetuar os cálculos necessários para medir o volume das câmaras cardíacas e determinar a quantidade de sangue bombeado em cada batimento cardíaco.

Ressonância magnética para avaliar a perfusão cardíaca

Este método examina a quantidade e a qualidade do fluxo sanguíneo (perfusão) para o coração, tanto em repouso como sob stress corporal. A adenosina é utilizada para simular o stress.

Avaliação da estrutura do coração

É frequentemente efectuada em casos em que há antecedentes de doença cardíaca congénita e dá ao radiologista uma visão geral da anatomia do coração e do tipo de relações entre as várias câmaras do coração e os vasos principais. Pode também ser utilizada na avaliação de massas cardíacas.

Angiografia por ressonância magnética do coração

Este método examina o estado da artéria principal de saída do coração (aorta) e dos seus ramos. Angiografia é um termo médico que se refere à imagiologia dos vasos sanguíneos.

Condições de preparação antes da realização de RMN cardíaca

Embora não seja prejudicial para o corpo, pode não ser uma boa opção se estiver grávida ou se tiver uma peça metálica no corpo. Os ímanes fortes de uma máquina de RM podem provocar o mau funcionamento de alguns dispositivos médicos implantados no corpo. Além disso, os objectos metálicos podem ser atraídos pelos ímanes e interferir com as imagens da RM. Por este motivo, é necessário informar o radiologista antes de efetuar este procedimento se tiver os seguintes dispositivos:

- ➢ Marcapasso cardíaco;
- ➢ Implante metálico;
- ➢ Válvulas cardíacas artificiais;
- ➢ Pinos e stents.

Antes de se deslocar ao centro de imagiologia, retire todos os objectos metálicos, como óculos, relógios, jóias, aparelhos auditivos, etc. O médico pode considerar necessário injetar o agente de contraste gadolínio por via intravenosa para aumentar a nitidez das imagens. Embora a possibilidade de uma reação alérgica ao corante seja rara, deve informar o seu radiologista antes da injeção, caso tenha alguma preocupação ou um historial de reacções alérgicas. Se sofre de claustrofobia e tem medo de estar no ambiente fechado da máquina de RM, não se esqueça de informar o seu médico com antecedência. Normalmente, é prescrito um sedativo para resolver este problema. Tome os seus medicamentos habituais no dia da consulta e não precisa de estar em jejum. A não ser que o médico ordene o contrário. O inchaço das paredes dos vasos sanguíneos, a fraca circulação sanguínea nos vasos, a inflamação e a presença de coágulos nos vasos sanguíneos e o estreitamento ou bloqueio dos vasos sanguíneos são algumas das condições que são verificadas e diagnosticadas pela RM dos vasos sanguíneos em crianças.

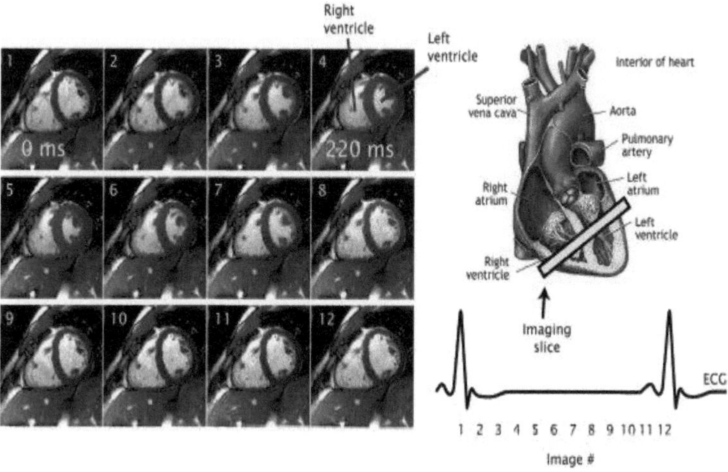

Figura 38. Ressonância magnética cardiovascular

Vantagens da ressonância magnética do coração e dos vasos sanguíneos

A RM do coração e dos vasos sanguíneos tem muitas vantagens e benefícios, incluindo os seguintes:

> A RMN é uma técnica de imagiologia não invasiva que não requer exposição à radiação;

➢ As imagens de RM dos vasos sanguíneos são melhores do que outros métodos de imagiologia para determinadas condições. Esta vantagem faz com que a RM seja uma ferramenta valiosa no diagnóstico precoce e na avaliação de algumas anomalias cardíacas, especialmente as que envolvem o músculo cardíaco;

➢ A RM é útil no diagnóstico de uma vasta gama de doenças, incluindo anomalias cardiovasculares anatómicas (como defeitos cardíacos congénitos), anomalias funcionais (como insuficiência valvular), tumores e doenças relacionadas com a doença arterial coronária e a cardiomiopatia (uma doença que afecta o músculo cardíaco);

➢ A imagiologia por RMN pode ser utilizada durante alguns procedimentos de intervenção, como os procedimentos de ablação por cateter para tratar ritmos cardíacos irregulares, incluindo a fibrilhação auricular. A utilização da RMN pode reduzir significativamente o tempo de operação e conduzir a uma maior precisão;

➢ A RM pode detetar anomalias que podem ser ocultadas pelo osso com outros métodos de imagiologia;

➢ O material de contraste de gadolínio para RMN é menos suscetível de provocar uma reação alérgica do que os materiais de contraste à base de iodo utilizados nos raios X e nas tomografias computorizadas;

➢ A RM cardíaca permite ao médico avaliar a estrutura e a função do coração e dos vasos sanguíneos principais sem o risco de exposição à radiação associado a outros procedimentos ou exames.

Complicações e riscos da ressonância magnética do coração e dos vasos sanguíneos

Em geral, este método não apresenta riscos pessoais e é um método seguro para o doente médio se as directrizes de segurança forem seguidas. No entanto, algumas pessoas podem sentir nervosismo ou stress. Se o doente tiver tomado um analgésico para relaxar, pode sentir-se cansado até que os efeitos do comprimido passem. Por conseguinte, o doente deve descansar e ter uma companhia. Caso contrário, pode regressar rapidamente às suas actividades normais. Em algumas pessoas, existe o risco de tomar demasiados medicamentos sedativos. Um campo magnético forte não é prejudicial para o doente. No entanto, pode provocar o mau funcionamento de dispositivos médicos implantados ou distorcer as imagens. Se o doente tiver recebido o contraste por via oral, pode sentir um gosto metálico na boca durante um curto período de tempo ou algumas nódoas negras ou ardor no local da injeção intravenosa. Raramente, as pessoas podem também sentir náuseas ou dores de cabeça devido ao contraste que receberam por via intravenosa. A fibrose sistémica nefrogénica é uma complicação bem conhecida da injeção de contraste de gadolínio, que é muito rara com os agentes de contraste de gadolínio mais recentes.

Complicações da RMN	Causa das complicações
Ataque nervoso e stress	Realização de RMN num ambiente fechado
Mau funcionamento de dispositivos médicos implantados	A presença de um forte campo magnético
Sabor metálico na boca	Se estiver a receber contraste oral
Hematomas e queimaduras	No local da injeção de contraste

Entre as utilizações da ressonância magnética do coração, podem referir-se as seguintes

❖ Examinar a localização do AVC e a extensão da área do AVC no coração;

❖ Examinar a inflamação do músculo cardíaco (miocardite), bem como a inflamação do pericárdio (pericardite);

❖ Exame das doenças congénitas;

❖ Exame de massas cardíacas;

❖ Exame estrutural e funcional do coração, como a medição exacta da FE, o exame das válvulas, a determinação da taxa de fluxo, etc;

❖ Medição da quantidade de ferro acumulado no músculo cardíaco.

Quais são as aplicações da ressonância magnética do coração?

A ressonância magnética cardíaca é um procedimento que é efectuado por muitas razões diferentes. De seguida, mencionamos algumas aplicações da RM cardíaca e deste tipo de imagiologia:

➢ **Diagnóstico de doenças cardíacas**

A ressonância magnética cardíaca pode ser utilizada para diagnosticar várias doenças cardíacas, incluindo:

➢ **Doença das artérias coronárias**

Esta doença ocorre quando as artérias que fornecem sangue ao coração (artérias coronárias) são estreitadas ou bloqueadas.

➢ **Cardiomiopatia**

Este termo e problema refere-se à fraqueza ou doença do músculo cardíaco.

➢ **Defeitos cardíacos congénitos**

A ressonância magnética cardíaca pode ser utilizada para detetar defeitos na estrutura do coração que estão presentes nos bebés desde o nascimento.

> ➢ **Infecções cardíacas**

A RM cardíaca também pode ser utilizada para diagnosticar infecções das válvulas cardíacas ou do músculo cardíaco (endocardite ou miocardite).

> ➢ **Tumores cardíacos**

A RM cardíaca pode ser utilizada para diagnosticar tumores cardíacos benignos ou malignos.

> ➢ **Avaliação da função cardíaca**

A RM cardíaca pode ser utilizada para avaliar a função dos ventrículos cardíacos, as válvulas cardíacas e o fluxo sanguíneo no coração.

> ➢ **Orientação nas medidas de tratamento**

Além disso, a RM cardíaca pode ser utilizada para orientar alguns procedimentos de tratamento, como a ablação por cateter de radiofrequência para tratar arritmias cardíacas ou a colocação de válvulas cardíacas, e é também utilizada para planear o tratamento do doente e acompanhar a evolução de determinadas doenças durante o período de tratamento.

Para quem é necessária a RM cardíaca?

A RM cardíaca é necessária para pessoas com determinadas doenças. Estas condições incluem:

1. Pessoas que apresentam sintomas suspeitos de doenças cardíacas, tais como dores no coração, batimentos cardíacos irregulares, cansaço invulgar e falta de ar.

2. Pessoas com factores de risco elevados para doenças cardíacas, tais como diabetes, hipertensão arterial, níveis elevados de gordura no sangue e antecedentes familiares positivos.

3. Pacientes que necessitam de uma avaliação de imagem pormenorizada do seu coração, antes ou depois de uma cirurgia cardíaca ou de outros tratamentos.

Capítulo V

Ressonância magnética da pélvis

Para que serve a RM do abdómen e da pélvis?

> ➤ Verificação do fluxo sanguíneo no abdómen e na pélvis;

> ➤ Exame dos vasos sanguíneos do abdómen;

> ➤ A presença de dores e inflamações no abdómen e na pélvis (a causa de dores fortes deve ser determinada com estes testes);

> ➤ Ocorrência de lesões no abdómen e na pélvis, em especial de rutura ou queda da pélvis;

> ➤ Exame dos gânglios linfáticos.

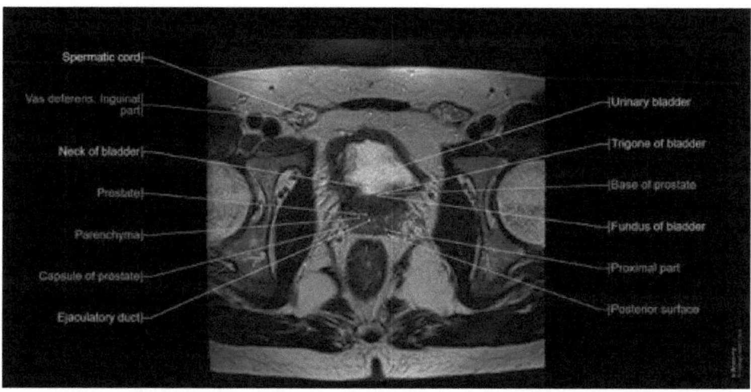

Figura 39. A pelve masculina: anatomia normal

Como é efectuada a RM pélvica?

Poderá ser-lhe pedido que use uma bata de hospital ou uma bata sem fechos metálicos. Certos tipos de metais podem desfocar as imagens. Deita-se numa cama estreita. Esta cama desloca-se para dentro da máquina de RM. Podem ser colocados pequenos dispositivos chamados bobinas na zona pélvica. Estas ferramentas podem ajudar a enviar e receber ondas de rádio. Estes componentes também melhoram a qualidade das imagens. Se forem necessárias imagens da próstata e do ânus, é colocada uma pequena bobina no interior do ânus. Esta bobina deve permanecer imóvel durante os 20 minutos em que as imagens são efectuadas.

Alguns métodos de imagiologia por RM requerem um corante especial chamado contraste. Este corante é normalmente injetado numa veia da mão ou do braço antes da realização da imagem. O contraste ajuda o radiologista a ver melhor determinadas áreas. Na RM, a pessoa que trabalha com a máquina monitoriza-o a partir de outra sala. Este exame de imagem demora normalmente entre 15 e 20 minutos, mas pode ser mais longo.

Quais são os preparativos para este tiroteio?

Pode ser-lhe pedido que faça jejum durante 4 a 6 horas antes do exame. Informe o seu médico se tem medo de espaços fechados (claustrofobia). Poderá ser-lhe administrada medicação especial para o ajudar a relaxar e a sentir-se menos ansioso. Ou o médico pode recomendar uma RM aberta, em que a máquina não é colocada completamente à volta do corpo.

Antes da imagiologia, informe o seu médico do seguinte:

- Clips para aneurismas cerebrais;
- Válvulas cardíacas artificiais;
- Desfibrilhador ou pacemaker;
- Implantes no ouvido interno;
- Doença renal ou necessidade de diálise (pode não ser possível receber contraste);
- Articulação artificial recentemente colocada;
- Stents vasculares;
- Bomba analgésica;
- Ter trabalhado com chapas metálicas no passado (pode ser examinado para detetar a presença de peças metálicas nos olhos).

Uma vez que a RMN envolve ímanes fortes, os objectos metálicos são proibidos na sala de RMN

- ➢ Canetas, canivetes e óculos podem ser atirados para o outro lado da sala;
- ➢ Objectos como jóias, relógios, cartões de crédito e aparelhos auditivos podem ser danificados;
- ➢ Alfinetes, ganchos de cabelo, fechos de correr metálicos e objectos metálicos semelhantes podem distorcer as imagens;
- ➢ Qualquer peça metálica amovível utilizada para trabalhos dentários.

Porque é que a RM pélvica é prescrita?

Este tipo de imagiologia é efectuado em mulheres que apresentem os seguintes sinais ou sintomas:

- ➢ Hemorragia vaginal anormal;
- ➢ Presença de uma massa na pélvis (sentida durante um exame pélvico ou vista noutro tipo de imagem);
- ➢ Fibroma;
- ➢ Massa pélvica que ocorre durante a gravidez;
- ➢ Espessamento da parede uterina (geralmente feito após uma ecografia);
- ➢ Dor na parte inferior do abdómen;
- ➢ Infertilidade inexplicada (geralmente feita após uma ecografia);
- ➢ Dor pélvica inexplicada (geralmente feita após uma ecografia).

A RM pélvica é efectuada em homens que apresentem os seguintes sinais ou sintomas

- ➢ Inchaços ou inflamação nos testículos ou no escroto;

➢ O testículo não está descido (o que não é visível na ecografia);

➢ Dor inexplicável na pélvis ou no abdómen inferior;

➢ Ter problemas urinários inexplicáveis, como dificuldade em começar ou parar de urinar.

Razões comuns para a realização de RM pélvica em mulheres e homens

➢ Casos anómalos observados na radiologia da bacia;

➢ Defeitos congénitos da pélvis;

➢ Lesões ou danos na zona pélvica;

➢ Dor pélvica inexplicável.

A RM pélvica também é utilizada para verificar se alguns cancros se espalharam para outras partes do corpo (metástases). Isto irá ajudar no tratamento e no acompanhamento e dar-lhe-á uma ideia mais clara do que esperar do seu tratamento no futuro. A RM pélvica é utilizada para determinar a evolução do cancro do colo do útero, do próprio útero, da bexiga, do ânus, da próstata e dos testículos.

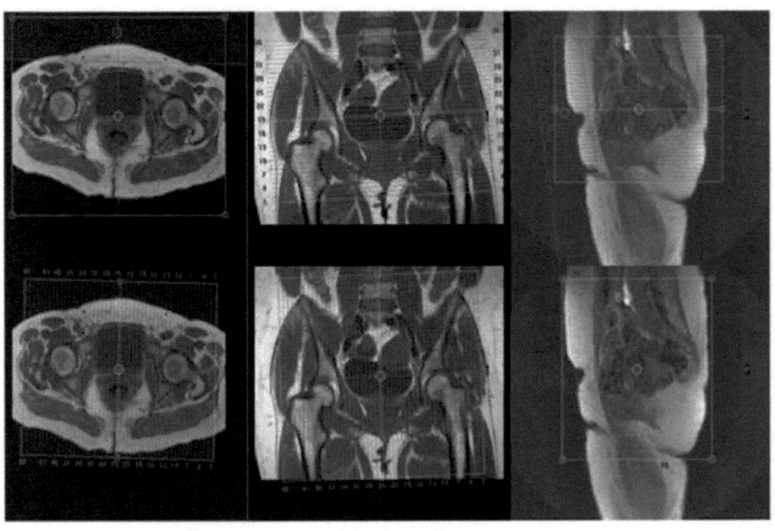

Figura 40. Ressonância magnética da pelve WO Protocolo MSK

O que significam resultados anormais neste exame de imagem?

Se for registado um caso anormal em mulheres, pode dever-se ao seguinte

- Adenomiose uterina;
- Cancro da bexiga;
- Cancro do colo do útero;
- Cancro colorrectal;
- Defeitos congénitos dos órgãos genitais;
- Cancro do endométrio;
- Endometriose;
- Cancro do ovário;
- Massas ovarianas;
- Problemas estruturais dos órgãos genitais, como as trompas de Falópio;
- Miomas uterinos.

Se um caso anormal for registado na resposta, pode dever-se às seguintes razões

- Cancro da bexiga;
- Cancro colorrectal;
- Cancro da próstata;
- Cancro do testículo.

Os resultados anormais em homens e mulheres podem ser o resultado de

- Necrose avascular da bacia;
- Defeitos congénitos da articulação da anca;
- Tumor ósseo;

> Fratura da anca;

> Artrite;

> Osteomielite.

Quais são os riscos da RM pélvica?

A RMN não utiliza radiação. Até à data, não foram registados efeitos secundários do campo magnético e das ondas de rádio. O agente de contraste mais utilizado é o gadolínio. Esta substância é muito segura. Raramente ocorrem reacções alérgicas a esta substância. No entanto, o gadolínio pode ser prejudicial em pessoas com problemas renais e que necessitem de diálise. Se tiver problemas renais, informe o seu médico antes de efetuar a imagiologia. Os fortes campos magnéticos produzidos pela RMN podem interferir com pacemakers e outros implantes. A maioria das pessoas que usam pacemakers não pode fazer uma RM e não deve entrar numa sala de RM. Alguns pacemakers mais recentes foram concebidos para serem seguros para a máquina de RM. Deve informar-se junto do fabricante do seu pacemaker sobre a segurança da RMN.

O que é a ressonância magnética da articulação da anca e quando é necessária?

A RM da articulação da anca ou ARM da anca e da bacia é uma técnica de imagiologia que permite diagnosticar e avaliar problemas da anca e da bacia. A articulação da anca é uma das articulações mais importantes do corpo, responsável pela ligação entre o osso da coxa e o osso da bacia e desempenha um papel vital nas actividades diárias e nos movimentos das pessoas. A RM da articulação da anca permite visualizar e obter imagens das várias estruturas da articulação da anca, ou seja, ossos, cartilagem, tecidos moles e outros elementos da articulação, e permite ao radiologista e ao médico fazer um exame pormenorizado do estado da articulação da anca e de problemas como a inflamação, a síndrome da secreção de fluido articular, diagnosticar danos na cartilagem e fissuras ósseas.

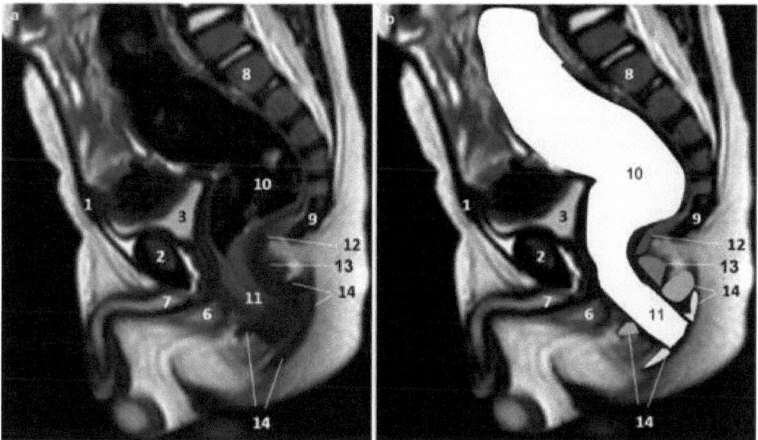

Figura 41. Anatomia da RM pélvica no homem

O que é a ressonância magnética da articulação da anca?

O que é a ressonância magnética e como é efectuada? Este método é uma técnica adequada para diagnosticar e prevenir problemas da anca e da articulação da anca, planear cirurgias, avaliar cirurgias anteriores e fazer o acompanhamento após a cirurgia. Graças a este exame magnético, obtêm-se imagens pormenorizadas das estruturas articulares, o que ajuda os médicos a tomar melhores decisões de tratamento para os seus doentes.

A razão da ressonância magnética da anca e da bacia

A ressonância magnética da anca e da bacia tem várias razões, que incluem:

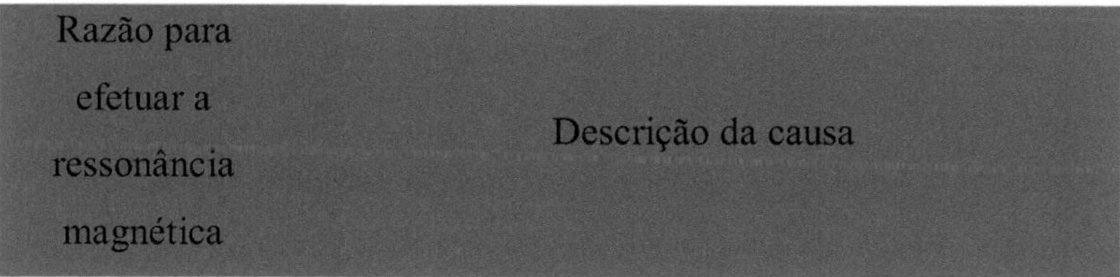

1. Dor na articulação da anca	Este método é utilizado como uma ferramenta de diagnóstico útil para investigar a causa da dor na articulação da anca. A dor pode ser causada por vários factores, como inflamação, danos na cartilagem, fissuras ósseas, artrite e outros problemas nas articulações, que são determinados por este teste.
2. Artrite	A artrite é uma doença inflamatória da articulação da anca que está associada à destruição da cartilagem e a alterações nos ossos da articulação. A ressonância magnética da articulação da anca pode ajudar o médico a avaliar a gravidade e a extensão da destruição da articulação e a escolher o tratamento adequado.
3. Lesões e fracturas	Se houver uma fratura ou lesão, pode ser utilizada uma ressonância magnética da articulação da anca para diagnosticar e avaliar com precisão a extensão da lesão, para que o médico possa decidir se é necessária cirurgia ou outro tratamento.
4. Avaliação antes e depois da cirurgia	A RM da anca e da pélvis pode ser utilizada antes da cirurgia à articulação da anca para examinar de perto a estrutura e o estado da articulação. Além disso, após a cirurgia, este método pode ser utilizado para avaliar os resultados da cirurgia e do tratamento de seguimento.

A razão de ser da ressonância magnética da articulação da anca
Quem deve fazer uma ressonância magnética da articulação da anca?

O médico prescreve este teste a pessoas que apresentem um dos seguintes sinais e sintomas:

- Trauma;
- Dores na articulação da anca;
- Marcha anormal;
- Incapacidade de suportar peso;
- Artropatia;
- A coxear;
- Dor (este teste pode ser utilizado para diagnosticar a causa da dor pélvica);
- Sensibilização;
- Inchaço;
- Deformação na região pélvica;
- Pessoas com artrose da anca (quais são os sintomas da artrose das pernas e da anca?);
- Pessoas com fracturas ou inflamações na coxa e na bacia (o que é a inflamação da anca?).

A ressonância magnética da articulação da anca não é adequada para que pessoas?

A ressonância magnética da articulação da anca pode não ser adequada para algumas pessoas:

- Pessoas alérgicas ao material de contraste;
- Pessoas que têm objectos metálicos, pinos ou implantes ou dispositivos electrónicos no corpo;
- Mulheres grávidas;
- Pessoas que sofrem de insuficiência renal.

Vantagens da RM da articulação da anca

As vantagens da RM da articulação da anca incluem:

> Imagiologia com campo magnético e ondas de rádio sem utilização de radiação nociva;

> Diagnóstico mais preciso e fornecimento de imagens detalhadas da articulação da anca e dos tecidos circundantes;

> Avaliação mais extensa da área da articulação da anca em comparação com outros métodos de imagem;

> Diagnóstico de várias doenças, problemas inflamatórios, destruição óssea, fracturas, lesões dos tecidos moles e formação de massas anormais na articulação da anca;

> Identificação de doenças da artrite da anca, inflamações das articulações, recuperação pós-cirúrgica e outras condições semelhantes;

> Exame antes e depois da cirurgia.

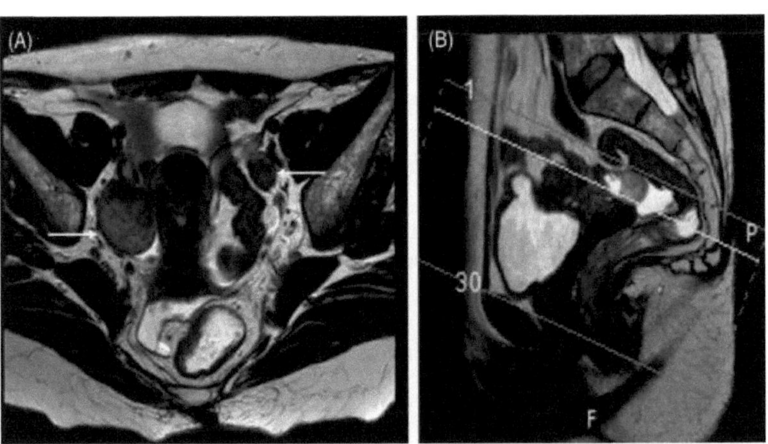

Figura 42. Imagem de ressonância magnética pélvica

Como realizar a ressonância magnética da articulação da anca?

A ressonância magnética é um método seguro e de baixo risco. O primeiro passo para o fazer é usar roupa confortável sem fechos ou botões metálicos que possam interferir com o campo magnético do aparelho. Antes de entrar na sala, retire jóias, anéis, colares, relógios, cintos e quaisquer objectos metálicos que tenha consigo. Se tiver cabelo comprido, recomendamos que o prenda para trás, de modo a não afetar a nitidez das imagens. Se estiver grávida ou a amamentar, informe o seu médico com antecedência, pois o campo magnético do aparelho pode afetar o desenvolvimento do feto ou do bebé. Para efetuar o exame, tem de se deitar de costas numa mesa que tem uma cama móvel que entra na máquina de RM. A mesa tem uma cobertura macia para não incomodar o doente e são utilizadas correias para o manter na máquina. Devido ao elevado nível de ruído, são normalmente utilizados tampões para os ouvidos ou auscultadores.

Qual é a exatidão deste método?

A precisão da ARM da articulação da anca como método de imagiologia médica é muito elevada e situa-se entre os 95 e os 99%, podendo fornecer imagens dos tecidos e das estruturas internas do corpo com detalhes precisos; isto significa que tem a maior capacidade de detetar erros e alterações meteorológicas nas estruturas investigadas. Naturalmente, a precisão deste método depende de outros factores:

➢ A utilização de equipamento avançado e de alta qualidade na imagiologia por RM pode aumentar a precisão das imagens;

➢ A experiência e a competência do médico especialista na interpretação das imagens também podem afetar a precisão do diagnóstico;

➢ Factores como o movimento do doente durante a aquisição de imagens, a presença de interferências metálicas no corpo ou a presença de tumores de grandes dimensões podem afetar a precisão das imagens.

Quantos dias demora a ARM da articulação da anca?

A ARM da anca e da bacia é realizada em centros de imagiologia hospitalares ou em centros especializados, e o tempo de espera para receber os resultados do exame é diferente. Normalmente, demora cerca de uma a duas semanas a obter a resposta a este exame. Mas em casos de urgência, em alguns centros, pode ser possível obter os resultados da sua RM da anca em poucos dias ou mesmo no próprio dia.

Interpretação dos resultados da ressonância magnética da articulação da anca

A interpretação dos resultados da RM da articulação da anca é da responsabilidade de um médico especialista ou radiologista que pode diagnosticar a presença de doença ou inflamação com base nos resultados do exame. Se o resultado do exame for anormal, é sinal de problemas nos ossos, articulações, músculos, tendões, ligamentos e vasos sanguíneos e da presença de doenças como artrite, inflamação e infeção dos tendões ou fracturas de stress.

Preparação antes da ressonância magnética da anca e da anca

Antes da ARM da anca e da bacia, é necessário seguir as recomendações necessárias para a preparação da ARM:

> Se tiver alergias, alergias, infecções ou um historial de procedimentos anteriores, não se esqueça de informar o seu médico;

> Informe o seu médico se estiver a tomar determinados medicamentos;

> Em alguns casos, é necessário não ingerir alimentos ou líquidos durante algumas horas antes do exame, para que não afectem negativamente a qualidade das imagens de RM;

> Se possível, retire as jóias e o vestuário que possam conter metais antes da RM. Os metais podem interferir com a imagiologia;

> Se tiver medo ou ansiedade, fale com o médico para que ele possa utilizar analgésicos ou sedativos.

Cuidados pós-ressonância magnética da articulação da anca

Após a realização de uma ressonância magnética da anca e da anca, poderá necessitar de cuidados especiais. Recomenda-se que fale com o seu médico e siga instruções específicas e pessoais. Os cuidados gerais após a RM da anca incluem

> Beber água e líquidos suficientes para eliminar mais rapidamente o agente de contraste;

> Em alguns casos, o seu médico pode recomendar que limite o repouso e a atividade física vigorosa após uma RM da anca;

> Se sentir dor ou desconforto após uma RM da anca, é melhor falar com o seu médico sobre o tratamento da dor;

> Após a ARM da anca e da bacia, não se esqueça de consultar um médico para analisar e interpretar os resultados, de modo a que ele possa prescrever um plano de tratamento adequado para si.

Complicações e riscos da ARM da anca e da anca

A ressonância magnética da anca e da bacia é geralmente um processo seguro que não representa um risco grave para o doente, mas, como qualquer outro processo médico, pode ter complicações e riscos. Seguem-se alguns efeitos secundários e riscos da RM da anca:

1. Sensibilidade ao contraste

Uma percentagem muito pequena de pessoas é alérgica ao material de contraste utilizado em algumas RMN. Esta sensibilidade pode causar sintomas como alergia, dores de cabeça, náuseas ou vómitos e comichão em algumas pessoas. Se tiver um historial de alergia ao material de contraste, não se esqueça de informar o seu médico.

2. Perigos do campo magnético

Existe um forte campo magnético na máquina de RMN. Por conseguinte, as pessoas que tenham equipamento médico metálico, como parafusos metálicos, pacers cardiovasculares, stents vasculares, antecedentes de cirurgia que exija angioplastia, antecedentes de cirurgia à cabeça e ao pescoço ou discos metálicos perto do local da RM, devem evitar este exame, exceto se consultarem o seu médico e obtiverem as orientações necessárias.

3. Efeitos térmicos

Um campo magnético forte pode provocar muito calor no corpo, o que normalmente não é muito eficaz, mas em algumas pessoas com doenças ou condições especiais, como diabetes, insuficiência cardíaca, doenças respiratórias e síndrome crónica, pode ser eficaz.

O que é uma ressonância magnética especializada da pélvis?
- ➢ É um método de exame das anomalias congénitas da bacia na mulher e no homem;
- ➢ Investigação da recorrência de tumores pélvicos;
- ➢ Examinar o physio gules na pélvis.

Quem precisa de uma RM pélvica?
- ➢ Pessoas com anomalias congénitas da bacia;

- ➤ Pessoas com neoplasias malignas do ovário, do colo do útero e do útero, da bexiga e da próstata;
- ➤ Pessoas com miomas, endométrio e obstrução das tubas uterinas;
- ➤ Pessoas que têm problemas como defeitos do pavimento pélvico, incontinência urinária e fecal;
- ➤ Pessoas que foram submetidas a uma histerectomia (remoção do útero);
- ➤ Pessoas que têm hemorróidas, fissuras, abcessos anais;
- ➤ Pessoas que têm problemas com os tecidos moles das nádegas.

RMN abdominal e pélvica com injeção

A RM abdominal e pélvica por injeção é um método de imagiologia que utiliza campos magnéticos potentes e ondas de rádio para produzir imagens precisas dos órgãos abdominais, incluindo o fígado, a vesícula biliar, os rins, o baço, o pâncreas, os rins, os órgãos pélvicos, incluindo a bexiga, o útero, os ovários, os intestinos e a próstata, o trato urinário e um material de contraste que é injetado no doente através de uma veia para criar imagens mais pormenorizadas dos tecidos e órgãos no interior do abdómen e da pélvis. Este método ajuda os médicos a identificar e avaliar doenças ou condições anormais com mais pormenor do que a RM sem injeção de contraste. A utilização de material de contraste na RM é frequentemente utilizada para melhorar a diferenciação dos tecidos e realçar características específicas dos tecidos, como tumores, inflamações e vasos sanguíneos. Doenças do sangue e dos tecidos moles. O material de contraste contém normalmente gadolínio, que é seguro para a maioria das pessoas, mas pode estar associado ao risco de desenvolvimento de nefropatia fibrosa sistémica (NSF) em pessoas com insuficiência renal grave.

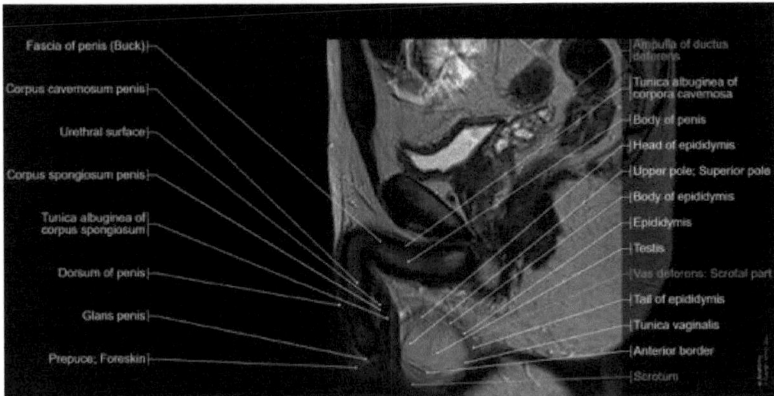

Figura 43. A pelve masculina: anatomia normal

Aplicação

A ressonância magnética ajuda a diagnosticar e avaliar uma grande variedade de doenças e condições médicas, e os médicos podem pedir uma ressonância magnética com contraste do abdómen e da pélvis para:

❖ A RM tem a capacidade de obter imagens exactas dos tecidos moles, o que pode ajudar a diagnosticar com maior precisão várias doenças e afecções.

❖ Para identificar, localizar e avaliar tumores malignos ou benignos nos órgãos abdominais e pélvicos, a injeção de material de contraste ajuda os médicos a distinguir melhor a diferença entre tecido saudável e tecido doente.

❖ Este método de diagnóstico de doenças inflamatórias do sistema digestivo, como a doença de Crohn ou a colite ulcerosa e infecções internas, a injeção de contraste pode mostrar claramente a inflamação e a acumulação de pus.

❖ A RM pode ser utilizada para avaliar os danos causados por doenças crónicas, como doenças do fígado ou doenças vasculares.

❖ Para examinar o estado dos vasos sanguíneos no abdómen e na pélvis, incluindo aneurismas, bloqueios e anomalias vasculares congénitas, a injeção de contraste torna os vasos sanguíneos mais claros.

❖ Para os doentes que têm dores inexplicáveis no abdómen ou na pélvis, a RM pode ajudar a identificar a origem da dor.

❖ Monitorização da resposta ao tratamento Em casos como o tratamento do cancro, a RM pode ser utilizada para avaliar a eficácia dos tratamentos.

❖ Para identificar cirrose, tumores hepáticos, cálculos biliares e doenças das vias biliares, a injeção de contraste ajuda a melhorar a imagiologia da estrutura do fígado e das vias biliares.

❖ Investigar anomalias congénitas dos órgãos abdominais e pélvicos ou gerir doenças genéticas que afectam estas áreas.

❖ Diagnóstico de doenças renais crónicas, tumores renais e cálculos renais.

❖ Incluindo doenças da bexiga e diagnóstico de doenças relacionadas com os órgãos reprodutores, como miomas uterinos e endometriose.

❖ Exame de lesões e doenças músculo-esqueléticas da região pélvica, incluindo a articulação da anca.

❖ Diagnosticar bloqueios intestinais e outros problemas digestivos que possam exigir intervenção médica.

Ressonância magnética abdominal e pélvica no diagnóstico do fígado Tumores e neoplasias

Na identificação de tumores benignos (como hemangioma, adenoma e hiperplasia nodular focal) e de tumores hepáticos malignos (como carcinoma hepatocelular e metástases hepáticas), o contraste permite distinguir claramente os tumores do tecido hepático saudável. As doenças inflamatórias, como a hepatite e a cirrose hepática, podem ser melhor avaliadas com este método. A injeção de contraste permite observar as alterações estruturais e as perturbações dos tecidos causadas pela inflamação.

Quistos e abcessos

Os quistos parasitários simples (como a equinococose) e os abcessos hepáticos são mostrados mais claramente através de imagens com contraste.

Doenças vasculares

Doenças como a trombose da veia hepática ou da veia porta, bem como os aneurismas da artéria hepática, podem ser avaliadas com maior precisão utilizando a RM com a injeção de material de contraste para ajudar a examinar o fluxo sanguíneo e identificar anomalias vasculares.

Fibrose hepática

Embora o diagnóstico da fibrose hepática seja normalmente efectuado através de biópsia, a RM com contraste pode desempenhar um papel importante no diagnóstico e na avaliação da extensão da fibrose hepática.

Ressonância magnética abdominal e pélvica no diagnóstico da vesícula biliar

São utilizadas técnicas especiais, como a colangiopancreatografia por ressonância magnética (CPRM). Esta técnica especial foi especialmente concebida para obter imagens das vias biliares e do pâncreas.

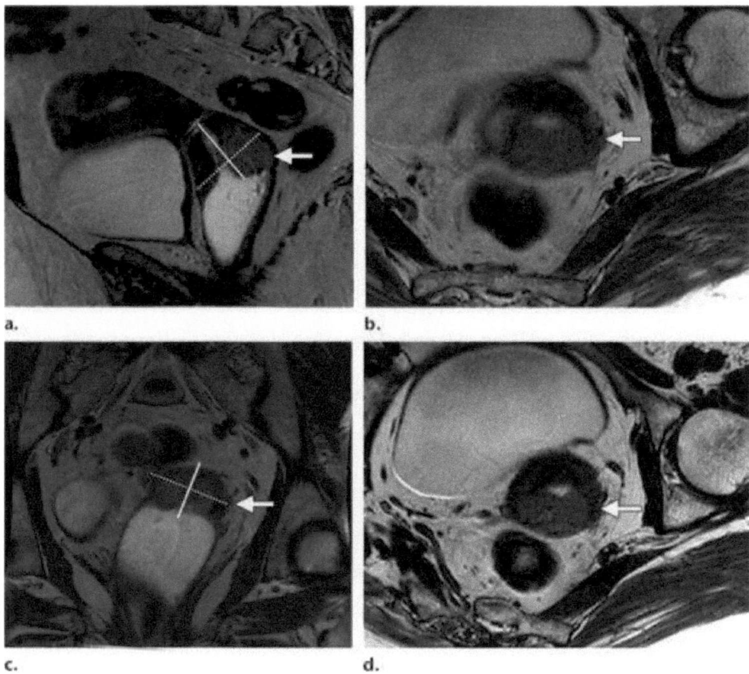

Figura 44. RM da pélvis feminina WWO para planeamento de braquiterapia Protocolo BODY

Cálculos biliares

São muito eficazes na identificação de cálculos na vesícula biliar e nas vias biliares. Este método pode ajudar a determinar o tamanho, o número e a localização dos cálculos.

Doenças inflamatórias

A inflamação da vesícula biliar (colecistite), com ou sem cálculos biliares (colecistite acalculosa), pode ser diagnosticada através de ressonância magnética. Este método pode mostrar a inflamação, o espessamento da parede da vesícula biliar e outras alterações relacionadas.

Tumores e cancro da vesícula biliar

É útil no diagnóstico dos tumores da vesícula biliar e do cancro da vesícula biliar, incluindo a identificação da disseminação do tumor para os tecidos circundantes e a avaliação do seu tamanho e posição.

Obstruções biliares MRCP

É muito eficaz na identificação de obstruções das vias biliares, que podem ser causadas por cálculos biliares, tumores ou doenças inflamatórias.

Anomalias congénitas

Pode ser útil na identificação de anomalias congénitas das vias biliares, como quistos de colédoco ou junções anormais.

A RM abdominal no diagnóstico dos rins

Tumores renais

Pode ser muito eficaz no diagnóstico de tumores renais benignos (como o angiomiolipoma) e malignos (como o carcinoma de células renais). Este método é especialmente útil para determinar o tamanho, a localização e a disseminação do tumor para os tecidos circundantes ou outros órgãos.

Doenças císticas dos rins

É utilizado na identificação e avaliação de doenças renais quísticas, tais como quistos simples, quistos renais policísticos e carcinomas quísticos.

Infecções renais

Os abcessos renais e a pielonefrite podem ser diagnosticados através de ressonância magnética com injeção de contraste, que mostra a inflamação e as áreas infectadas com elevada precisão.

Doenças vasculares

Com a injeção de contraste, são avaliadas doenças como a trombose da veia renal e os aneurismas da artéria renal, bem como o exame do fluxo sanguíneo e a identificação de anomalias vasculares através da RM.

Doenças estruturais e congénitas

As anomalias estruturais dos rins e do trato urinário, como as obstruções uretrais, podem ser diagnosticadas com este teste.

Ressonância magnética abdominal no diagnóstico do útero e dos ovários

Miomas uterinos

Estes tumores musculares benignos podem crescer na parede uterina. A RM com contraste ajuda a determinar o tamanho, a localização e o número de miomas, o que é essencial para um possível planeamento do tratamento.

Adenomiose

Uma situação em que o tecido semelhante ao tecido do interior do útero cresce entre o tecido muscular do útero. A ressonância magnética com contraste pode ser útil no diagnóstico da adenomiose ao mostrar um espessamento uniforme da parede uterina e a presença de endométrio no miométrio.

Quistos e tumores do ovário

É eficaz na distinção entre quistos benignos e tumores malignos do ovário e na identificação das suas diferentes características.

Endometriose

Uma doença em que tecido semelhante ao revestimento do útero cresce fora do útero. A RM com contraste pode ajudar a identificar mais claramente as áreas de endometriose e o seu impacto nos órgãos circundantes.

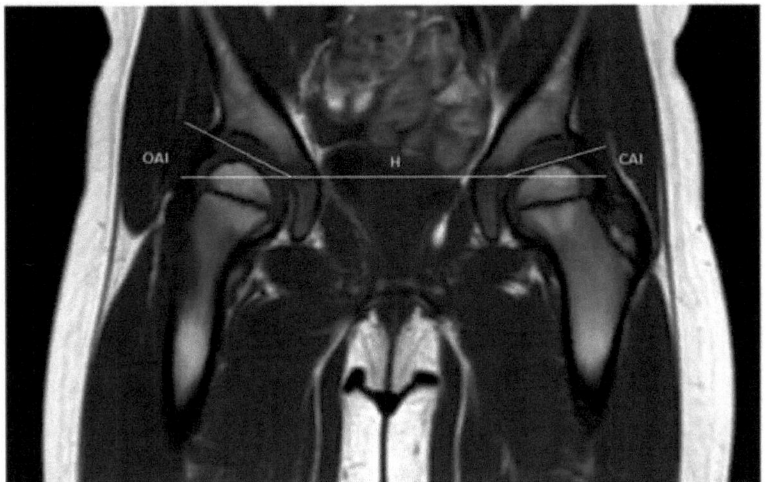

Figura 45. A RM pode ser mais valiosa do que as radiografias pélvicas

Cancro do útero e do ovário

Pode ser útil na determinação do estádio do cancro do útero e do ovário, incluindo a determinação da disseminação do tumor para tecidos e órgãos próximos.

Anomalias congénitas

128

Se existirem anomalias estruturais no útero ou nos ovários, a RM com contraste pode ser útil na identificação e avaliação dessas anomalias.

A ressonância magnética abdominal e pélvica no diagnóstico de problemas intestinais

Doenças inflamatórias do intestino

No diagnóstico da doença de Crohn e da colite ulcerosa, este método pode detetar inflamação, espessamento da parede intestinal, estenoses, fístulas e abcessos.

Obstrução intestinal

Ajuda no diagnóstico de obstruções intestinais, incluindo a causa da obstrução (como tumores, úlceras de tecidos ou outras anomalias) e a sua localização exacta.

Tumores intestinais

Identificar tumores benignos e malignos do intestino e fornecer informações sobre o tamanho, a localização e a possibilidade de o tumor se espalhar para os tecidos circundantes.

Doenças vasculares

É útil no diagnóstico de doenças vasculares dos intestinos, como a isquemia intestinal, que pode ocorrer devido à redução do fluxo sanguíneo para partes do intestino.

Abcessos e infecções

Útil na identificação de abcessos e outras infecções intestinais, incluindo a acumulação de pus numa área específica.

Anomalias congénitas

Nos casos em que existem anomalias congénitas dos intestinos, a RM pode ser útil na identificação e avaliação dessas anomalias.

O papel da ressonância magnética no diagnóstico dos problemas da bexiga

Tumores da bexiga

No diagnóstico e estadiamento dos tumores da bexiga, incluindo o carcinoma de células de transição, o método de Stein pode ajudar a determinar o tamanho, a localização e a possível disseminação do tumor para os tecidos circundantes ou outros órgãos.

Inflamação da bexiga (cistite)

Pode detetar a inflamação da bexiga, especialmente se esta se seguir a uma infeção ou a outra condição inflamatória.

Fístulas

As fístulas da bexiga, que são ligações anormais entre a bexiga e outros órgãos (como a vagina ou o intestino), podem ser diagnosticadas através de uma ressonância magnética. Este método pode mostrar o trajeto exato da fístula.

Pedras na bexiga

Embora os cálculos urinários sejam normalmente detectados através de outros métodos de imagiologia, a RM pode ajudar a diagnosticá-los em alguns casos e a identificar complicações decorrentes dos cálculos.

Anomalias congénitas

Pode ser útil na identificação de anomalias congénitas da bexiga e das estruturas circundantes.

O papel da ressonância magnética no diagnóstico das doenças da próstata

Ressonância magnética multiparamétrica da próstata (MP MRI) Este tipo especial de ressonância magnética utiliza várias técnicas de imagiologia numa única sessão para fornecer informações pormenorizadas sobre a estrutura da próstata e quaisquer anomalias presentes.

Diagnóstico do cancro da próstata por MP MRI

É um dos métodos mais precisos para diagnosticar o cancro da próstata. Este método permite identificar tumores ou áreas suspeitas de cancro na próstata, que podem ser utilizados antes de uma biopsia ou para orientar a biopsia de forma mais precisa.

Avaliação do estádio do cancro da próstata por MP MRI

É útil para determinar o estádio do cancro da próstata, incluindo se o cancro se espalhou para os tecidos à volta da próstata.

Diagnóstico do aumento benigno da próstata

Este método pode ser útil para diagnosticar a HBP e diferenciá-la de outras doenças da próstata, como o cancro da próstata.

Identificação da prostatite

A inflamação da próstata ou prostatite pode causar sintomas como dor, problemas urinários e desconforto na zona pélvica.

Avaliação dos resultados do tratamento

Após o tratamento do cancro da próstata, incluindo cirurgia ou radioterapia, a RM pode ser utilizada para avaliar o estado da próstata e detetar qualquer recorrência da doença.

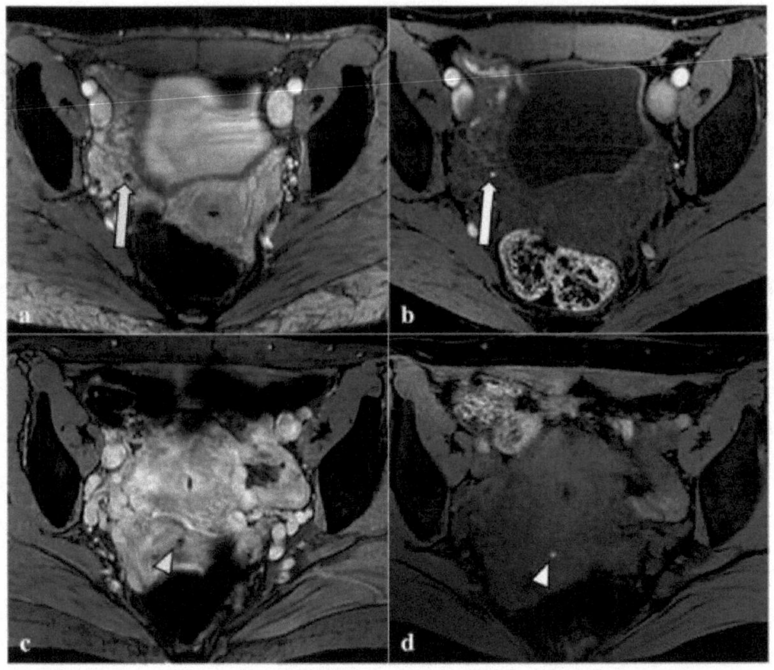

Figura 46. Desempenho de imagens ponderadas em T2* na deteção de

Como interpretar a RMN abdominal e pélvica com injeção

A interpretação da RM do abdómen e da pélvis é normalmente feita por um radiologista. O primeiro passo é garantir a elevada qualidade das imagens de RM, no sentido em que as imagens devem ser nítidas e sem efeitos de desfocagem ou de movimento, para que seja possível uma interpretação precisa. O radiologista de tecidos, órgãos e compara as estruturas vistas nas imagens de RM com o que é conhecido como normal, o que inclui examinar o tamanho, a forma e a estrutura dos órgãos e procurar cuidadosamente quaisquer anomalias, como tumores, quistos, inflamações, bloqueios ou anomalias vasculares.

O radiologista procurará alterações nos tecidos moles, lesões ou anomalias vasculares. Serão analisados pormenores mais finos, como a densidade dos tecidos, a presença ou ausência de fluxo sanguíneo e outras características detalhadas, especialmente se tiver sido utilizado material de contraste. Após a interpretação pormenorizada das imagens, o radiologista elabora um relatório detalhado que inclui uma descrição dos achados, quaisquer anomalias detectadas e a sua possível interpretação à luz de outras informações médicas sobre o doente. Em alguns casos, o radiologista pode fazer recomendações para outras acções, tais como imagiologia adicional, biópsias ou encaminhamento para um especialista específico. Este relatório é então enviado para o médico assistente. Com base na interpretação do radiologista e tendo em conta os sintomas do doente, a história clínica e os resultados de outros exames e imagens, o médico assistente determina o plano de tratamento adequado para o doente.

Porque é que preciso de uma ressonância magnética pélvica?

Uma vez que a zona pélvica contém os seus órgãos genitais, o seu médico pode pedir o exame por razões diferentes consoante o seu sexo. A ressonância magnética pélvica é um exame útil para ambos os sexos se tiver:

> Defeitos congénitos;

> Lesões ou traumatismos na zona da anca;

> Resultados anormais de raios X;

> Dor na parte inferior do abdómen ou na pélvis;

> Problemas inexplicáveis com a passagem da urina ou das fezes;

> Cancro (ou suspeita de cancro) nos órgãos genitais, na bexiga, no reto ou no aparelho urinário.

Nas mulheres, o médico pode pedir uma ressonância magnética pélvica para investigar melhor

> Esterilidade;

> Hemorragia vaginal irregular;

> Nódulos ou caroços na zona pélvica (como os miomas uterinos);

> Dor inexplicável no abdómen inferior ou na zona pélvica.

Nos homens, a RM pélvica pode detetar doenças como

> Um testículo não descido;

> Nódulos no escroto ou nos testículos ou inchaço nessa zona.

Antes do procedimento, o seu médico explicará por que razão está a pedir o teste e o que está a procurar.

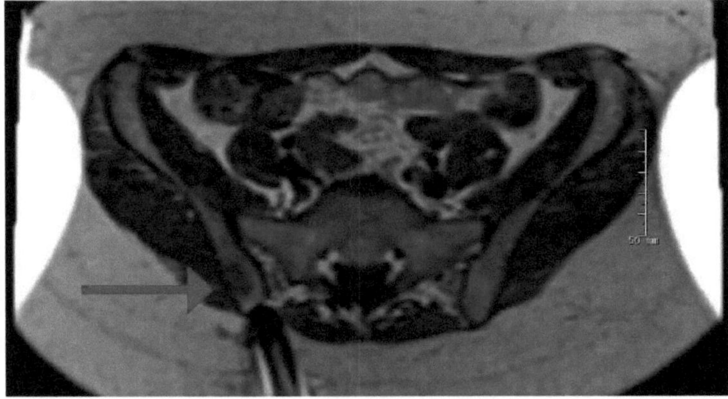

Figura 47. Biópsia guiada por RM desvenda a causa de lesões ósseas infiltrativas subtis

Referências

Zhang J, et al., Magnetic resonance imaging of mouse skeletal muscle to measure denervation atrophy. Exp Neurol 2008; 212: 448-457. [PMC free article] [PubMed] [Google Scholar]

Zaraiskaya T, Kumbhare D, Noseworthy MD. Diffusion tensor imaging in evaluation of human skeletal muscle injury (Imagens de tensor de difusão na avaliação de lesões do músculo esquelético humano). J Magn Reson Imaging 2006; 24: 402-408. [PubMed] [Google Scholar]

Wokke BH, et al., Quantitative MRI and strength measurements in the assessment of muscle quality in Duchenne muscular dystrophy. Neuromuscul Disord. 2014; 24: 409-416. [PubMed] [Google Scholar]

Wokke BH, et al., Ressonância magnética quantitativa e medidas de força na avaliação da qualidade muscular na distrofia muscular de Duchenne. Neuromuscul Disord 2014; 24: 409-416. [PubMed] [Google Scholar]

Webster C, Silberstein L, Hays AP, Blau HM. As fibras musculares rápidas são preferencialmente afectadas na distrofia muscular de Duchenne. Cell 1988; 52: 503-513. [PubMed] [Google Scholar]

Wattjes MP, Kley RA, Fischer D. Imagiologia neuromuscular em doenças musculares hereditárias. Eur Radiol 2010; 20: 2447-2460. [PMC free article] [PubMed] [Google Scholar]

Torriani M, et al., Envolvimento do músculo da perna na distrofia muscular de Duchenne: um estudo de imagem por RM e espetroscopia. Skeletal Radiol 2012; 41: 437-445. [PMC free article] [PubMed] [Google Scholar]

Torriani M, et al., Envolvimento do músculo da perna na distrofia muscular de Duchenne: um estudo de imagem por RM e espetroscopia. Skeletal Radiol 2012; 41: 437-445. [PMC free article] [PubMed] [Google Scholar]

Torriani M, et al., Envolvimento do músculo da perna na distrofia muscular de Duchenne: um estudo de imagem por RM e espetroscopia. Skeletal Radiol 2012; 41: 437-445. [PMC free article] [PubMed] [Google Scholar]

Theodorou DJ, Theodorou SJ, Kakitsubata Y. Doença do músculo esquelético: padrões de aparências de ressonância magnética. Br J Radiol 2012; 85: e1298-e1308. [PMC free article] [PubMed] [Google Scholar]

Sookhoo S, Mackinnon I, Bushby K, et al. MRI para a demonstração do envolvimento muscular subclínico na distrofia muscular. Clin Radiol 2007; 62: 160-165. [PubMed] [Google Scholar]

Sinha S, Sinha U, Edgerton VR. In vivo diffusion tensor imaging of the human calf muscle. J Magn Reson Imaging 2006; 24: 182-190. [PubMed] [Google Scholar]

Schmidt GP, et al. Screening for bone metastases: whole-body MRI using a 32-channel system versus dual-modality PET-CT. Eur Radiol 2007;17:939-49 [PubMed] [Google Scholar]

Schmidt GP, et al. Comprehensive imaging of tumor recurrence in breast cancer patients using whole-body MRI at 1.5 and 3 T compared to FDG-PET-CT. Eur J Radiol 2008;65:47-58 [PubMed] [Google Scholar]

Rowe RHT, et al. Orthopaedic manual physical therapy: description of advanced specialty practice. Tallahassee, FL: American Academy of Orthopaedic Manual Physical Therapists; 2008 [Google Scholar]

Ropars J, et al., Muscle MRI: a biomarker of disease severity in Duchenne muscular dystrophy? Uma revisão sistemática. Neurologia 2020; 94: 117-133. [PubMed] [Google Scholar]

Resnik L, Jensen GM. Usando resultados clínicos para explorar a teoria da prática especializada em fisioterapia. Phys Ther 2003;83:1090-106 [PubMed] [Google Scholar]

Ponrartana S, et al., Eficácia da imagem por tensor de difusão na avaliação da gravidade da doença na distrofia muscular de Duchenne: estudo preliminar. Pediatr Radiol 2015; 45: 582-589. [PubMed] [Google Scholar]

Murphy WA, Totty WG, Carroll JE. MRI do músculo esquelético normal e patológico. Am J Roentgenol 1986; 146: 565-574. [PubMed] [Google Scholar]

Mase VJ, et al. Aplicação clínica de uma estrutura biológica acelular para a reparação cirúrgica de um grande defeito traumático do músculo quadricípite femoral. Ortopedia 2010; 33:511. [PubMed] [Google Scholar]

Maksymowych WP. Ressonância magnética na espondilite anquilosante. Curr Opin Rheumatol 2009;21:313-7 [PubMed] [Google Scholar]

Lukas C, et al. Pontuação da atividade inflamatória da coluna vertebral por ressonância magnética na espondilite anquilosante: uma experiência com vários leitores. J Rheumatol 2007;34:862-70 [PubMed] [Google Scholar]

Lovitt S. A utilidade da ressonância magnética na avaliação da miopatia. Suppl Clin Neurophysiol 2004;57:334-41 [PubMed] [Google Scholar]

Lovitt S, Moore SL, Marden FA. O uso da ressonância magnética na avaliação da miopatia. Clin Neurophysiol 2006;117:486-95 [PubMed] [Google Scholar]

Kreiner M, Okeson JP, Michelis V, Lujambio M, Isberg A. Dor craniofacial como único sintoma de isquemia cardíaca: um estudo prospetivo multicêntrico. J Am Dent Assoc 2007;138:74-9 [PubMed] [Google Scholar]

Koltzenburg M, Yousry T. Imagem por ressonância magnética do músculo esquelético. Curr Opin Neurol 2007;20:595-9 [PubMed] [Google Scholar]

Kinali M, et al., Muscle histology vs MRI in Duchenne muscular dystrophy (Histologia muscular vs RMN na distrofia muscular de Duchenne). Neurologia 2011; 76: 346-353. [PMC free article] [PubMed] [Google Scholar]

Kim HK, et al., Mapeamento T2 na distrofia muscular de Duchenne: distribuição da atividade da doença e correlação com avaliações clínicas. Radiology 2010; 255: 899-908. [PubMed] [Google Scholar]

Kim HK, et al., Mapeamento T2 na distrofia muscular de Duchenne: distribuição da atividade da doença e correlação com avaliações clínicas. Radiology 2010; 255: 899-908. [PubMed] [Google Scholar]

Kermarrec E, Budzik J-F, Khalil C, et al. Imagem de tensor de difusão in vivo e tractografia dos músculos da coxa humana em indivíduos saudáveis. Am J Roentgenol 2010; 195: W352-W356. [PubMed] [Google Scholar]

Jewell D. Guide to evidence-based physical therapy practice. 2ª ed. Sudbury, MA: Jones and Bartlett; 2010 [Google Scholar]

Jensen MC, Brant-Zawadzki MN, Obuchowski N, Modic MT, Malkasian D, Ross JS. Magnetic resonance imaging of the lumbar spine in people without back pain (Ressonância magnética da coluna lombar em pessoas sem dor nas costas). N Engl J Med 1994;331:69-73 [PubMed] [Google Scholar]

Jensen GM, Gwyer J, Shepard KF. Prática especializada em fisioterapia. Phys Ther 2000;80:28-43; discussão 44-52 [PubMed] [Google Scholar]

Jarvik JG, Deyo RA. Avaliação diagnóstica da dor lombar com ênfase na imagem. Ann Intern Med 2002;137:586-97 [PubMed] [Google Scholar]

Isaacs DM, Marinac J, Sun C. Radiograph use in low back pain: a United States Emergency Department database analysis (Uso de radiografias na dor lombar: uma análise da base de dados do Departamento de Emergência dos Estados Unidos). J Emerg Med 2004;26:37-45 [PubMed] [Google Scholar]

Godi C, et al., Quantificação longitudinal por ressonância magnética da degeneração muscular na distrofia muscular de Duchenne. Ann Clin Transl Neurol 2016; 3: 607-622. [Artigo livre PMC] [PubMed] [Google Scholar]

Giamberardino MA. Dor muscular referida/hiperalgesia e sensibilização central. J Rehabil Med 2003:85-8 [PubMed] [Google Scholar]

Giamberardino MA. Aspectos recentes e esquecidos da dor visceral. Eur J Pain 1999;3:77-92 [PubMed] [Google Scholar]

Fridén J, Sjöström M, Ekblom B. Myofibrillar damage following intense eccentric exercise in man. Int J Sports Med 1983; 4: 170-176. [PubMed] [Google Scholar]

Finanger EL, et al., Utilização da ressonância magnética do músculo esquelético no diagnóstico e na monitorização da progressão da doença na distrofia muscular de Duchenne. Phys Med Rehabil Clin N Am 2012; 23: 1-10. [PMC free article] [PubMed] [Google Scholar]

Edwards I, et al., Clinical reasoning strategies in physical therapy (Estratégias de raciocínio clínico em fisioterapia). Phys Ther 2004;84:312-30; discussão 331-5 [PubMed] [Google Scholar]

Doran FS. Os locais para os quais a dor é referida a partir do ducto biliar comum no homem e a sua implicação para a teoria da dor referida. Br J Surg 1967;54:599-606 [PubMed] [Google Scholar]

Doran FS. Observações sobre a dor referida na parede abdominal posterior e na pélvis. Br J Surg 1962;49:376-83 [PubMed] [Google Scholar]

Doglio L, Pavan E, Pernigotti I, et al., Early signs of gait deviation in Duchenne muscular dystrophy (Sinais precoces de desvio da marcha na distrofia muscular de Duchenne). Eur J Phys Rehabil Med 2011; 47: 587-594. [PubMed] [Google Scholar]

Deyle GD, Nagel KL. Imobilização prolongada em abdução e rotação neutra para um primeiro episódio de luxação anterior do ombro. J Orthop Sports Phys Ther 2007;37:192-8 [PubMed] [Google Scholar]

Darras BT, Urion DK, Ghosh PS. Dystrophinopathies. In: Distúrbios neuromusculares da infância, infância e adolescência. Universidade de Washington, Seattle; 2018; 551 592. [Google Scholar]

D'Angelo MG, et al., Padrão de marcha na distrofia muscular de Duchenne. Gait Posture 2009; 29: 36-41. [PubMed] [Google Scholar]

Crues J, Bydder G. Frontiers in musculoskeletal imaging (Fronteiras na imagiologia músculo-esquelética). J Magn Reson Imaging 2007;25:232-3 [PubMed] [Google Scholar]

Chen W, et al., Caracterização do envolvimento muscular em pacientes com distrofia muscular de Duchenne por ressonância magnética.

Zhonghua Yi Xue Yi Chuan Xue Za Zhi 2014; 31: 372-375. [PubMed] [Google Scholar]

Beltran J, Rosenberg ZS, Chandnani VP, Cuomo F, Beltran S, Rokito A. Instabilidade glenoumeral: avaliação com artrografia por RM. Radiographics 1997;17:657-73 [PubMed] [Google Scholar]

Batchelder BJ, Krutchkoff DJ, Amara J. Dor mandibular como manifestação clínica inicial e única de insuficiência coronária: relato de caso. J Am Dent Assoc 1987;115:710-2 [PubMed] [Google Scholar]

Baraliakos X, et al., Desenvolvimento de uma ferramenta de pontuação radiográfica para espondilite anquilosante baseada apenas na formação óssea: a adição da coluna torácica melhora a sensibilidade à mudança. Arthritis Rheum 2009;61:764-71 [PubMed] [Google Scholar]

Ashikyan O, Tehranzadeh J. The role of magnetic resonance imaging in the early diagnosis of rheumatoid arthritis (O papel da ressonância magnética no diagnóstico precoce da artrite reumatoide). Top Magn Reson Imaging 2007;18:169-76 [PubMed] [Google Scholar]

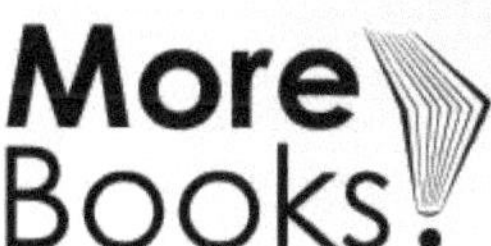

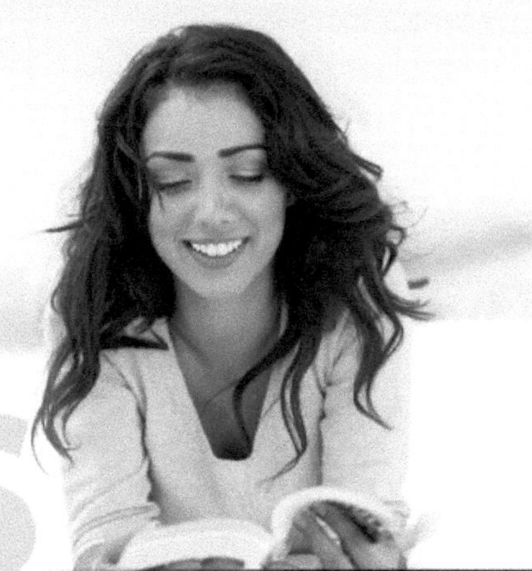

Buy your books fast and straightforward online - at one of world's fastest growing online book stores! Environmentally sound due to Print-on-Demand technologies.

Buy your books online at
www.morebooks.shop

Compre os seus livros mais rápido e diretamente na internet, em uma das livrarias on-line com o maior crescimento no mundo! Produção que protege o meio ambiente através das tecnologias de impressão sob demanda.

Compre os seus livros on-line em
www.morebooks.shop

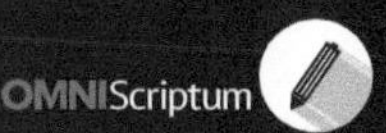

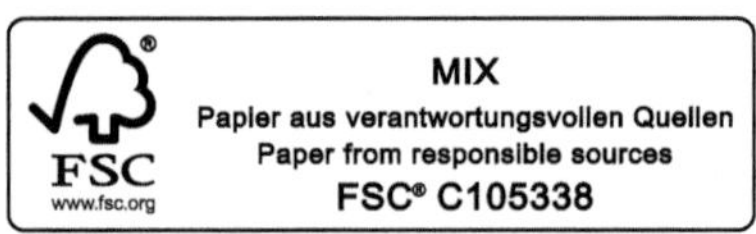
FSC
www.fsc.org
MIX
Papier aus verantwortungsvollen Quellen
Paper from responsible sources
FSC® C105338